読む 常備薬

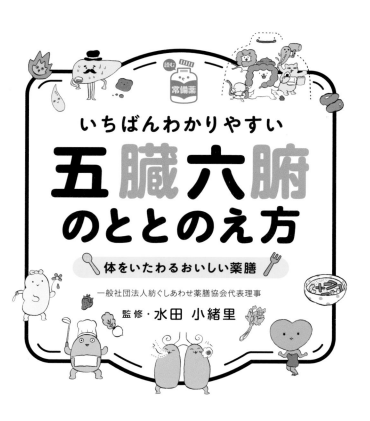

いちばんわかりやすい

五臓六腑のととのえ方

体をいたわるおいしい薬膳

一般社団法人紡ぐしあわせ薬膳協会代表理事

監修・水田 小緒里

河出書房新社

JN012524

五《ご》臓《ぞう》六《ろっ》腑《ぷ》が健康の秘訣

これといった病気や症状があるわけではないのに、体調が悪かったり、気持ちがふさいだりすることが長く続くことはありませんか？

そういうときには、私たちが普段親しみのある西洋医学（現代医学）だけではなく、中医学の力も借りてみましょう。

中医学は西洋医学とは違うアプローチの仕方をする医学です。検査をして発見した患部に、直接的な治療を施す西洋医学に対して、中医学では、自覚症状を分析し、体全体のバランスを整えることで不調を治療します。

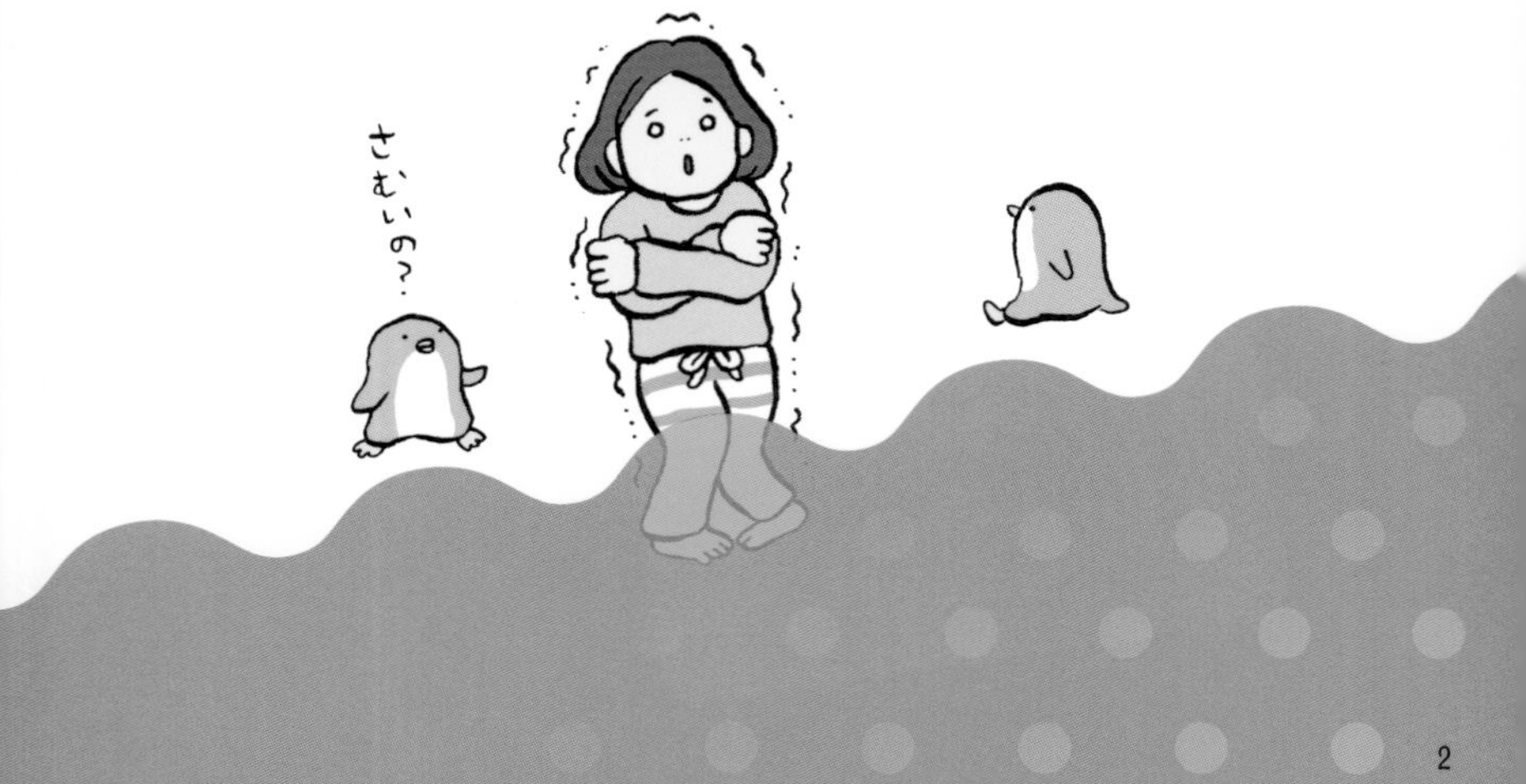

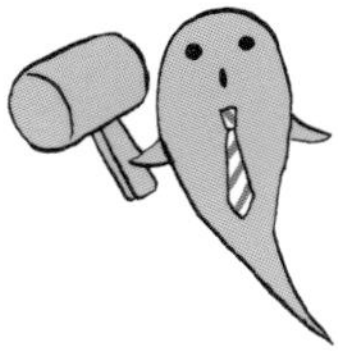

中医学には「五臓六腑」というものがあります。体を構成する五臓（肝《かん》・心《しん》・脾《ひ》・肺《はい》・腎《じん》）と六腑（胆《たん》・小腸《しょうちょう》・胃《い》・大腸《だいちょう》・膀胱《ぼうこう》・三《さん》焦《しょう》）を指した言葉で、中医学ではこの五臓六腑のはたらきが、体のバランスに影響すると考えられています。

本書では、五臓六腑の役割や関係性を理解し、それぞれがきちんとはたらけるようにサポートすることで、体の不調を改善することを目指します。

※五臓六腑は西洋医学にも通じる概念ですが、中医学と西洋医学を混同すると間違った認識をしてしまうことがあります。本書では「中医学」としての五臓六腑を解説しています。

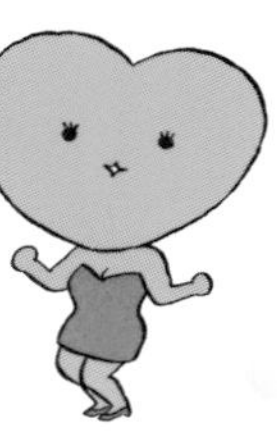

もくじ

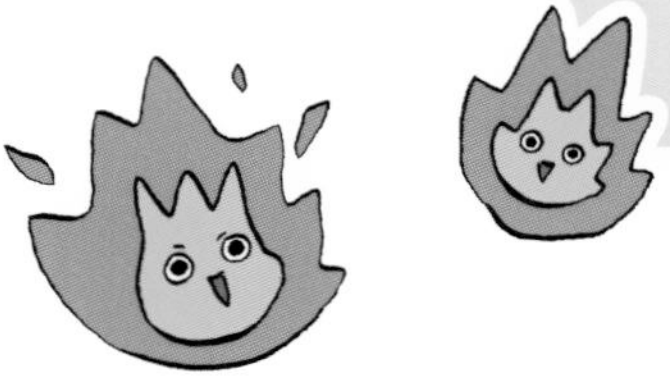

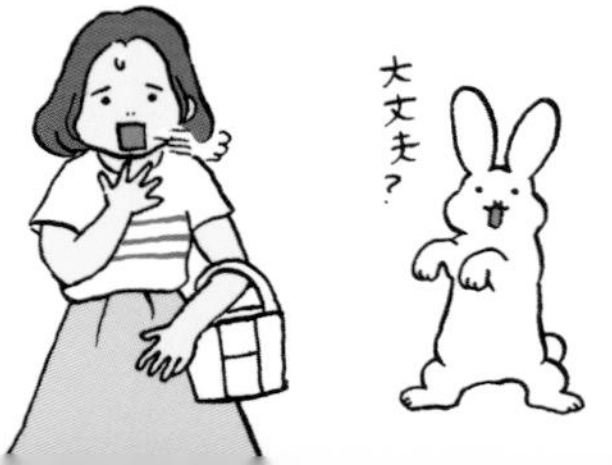

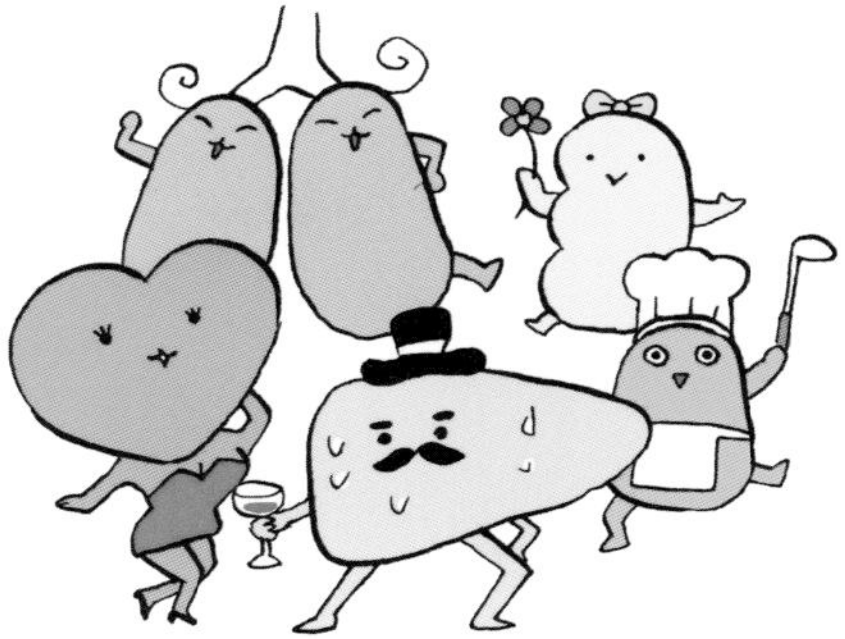

1章 五臓六腑のはたらき　23

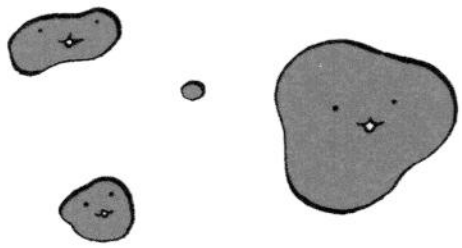

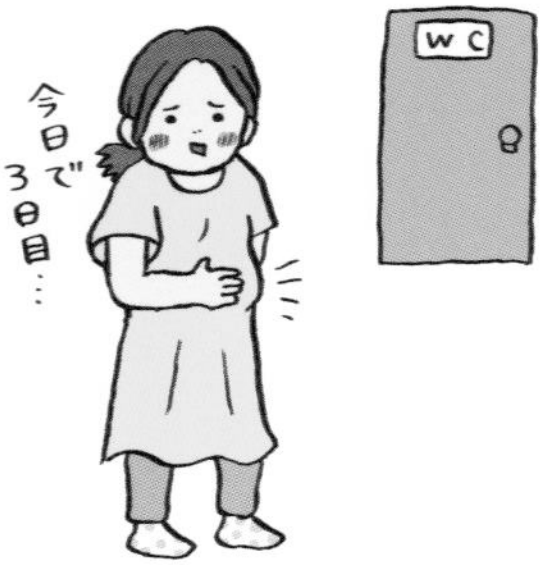

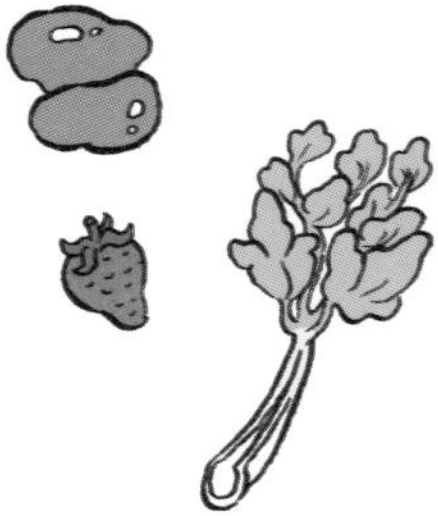

2章 体質チェックと改善 93

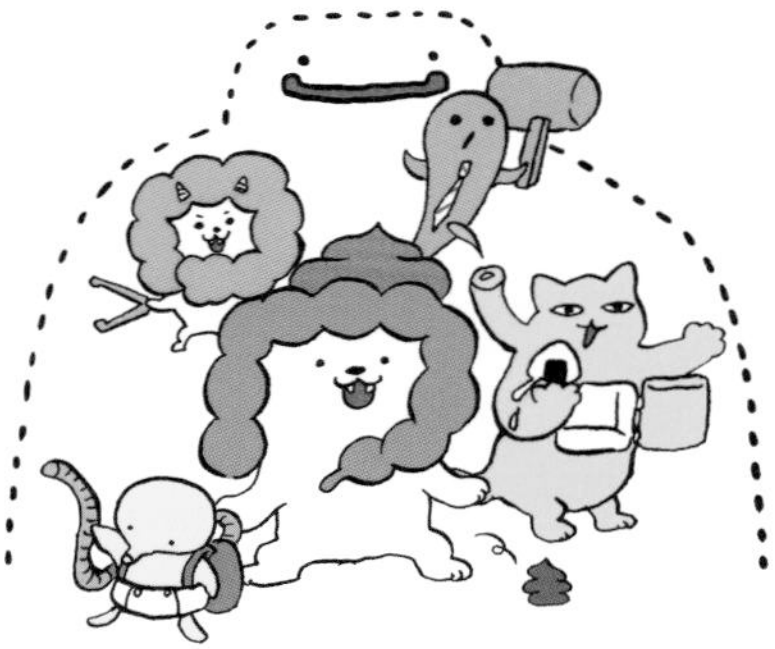

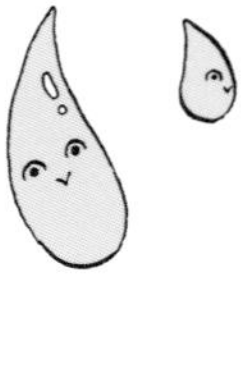

中《ちゅう》医《い》学《がく》の考え方を知ろう

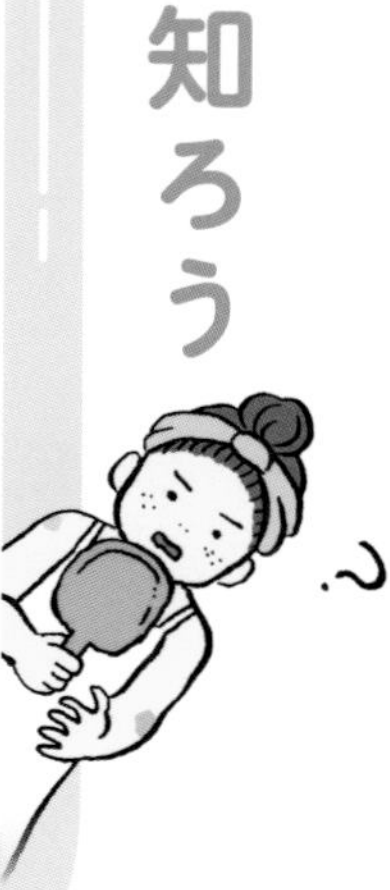

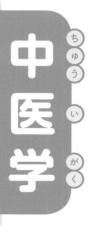

陰陽のバランスが健康を保つカギ

みなさんは〝健康〟とはどういう状態だと考えますか？　病気がない状態でしょうか。気持ちが晴れやかな状態でしょうか。

２０００年以上前に中国で生まれた伝統医学の中医学では、健康とは「体の陰陽のバランスが整った状態」であるとしています。

陰陽とは、天と地、裏と表、月と太陽、寒と熱といった相反する性質のことで、陽のものは陰から生まれ、陰のものは陽から生まれるとされています。中医学では、自然界のすべての物質を陰陽に分けることができ、内臓や血など体内の物質も同様です。

お互いが過不足なく、拮抗を保った状態が健康な状態です。そして、このバランスが崩れてしまうと不調の症状が現れます。

どちらか一方を切り離して考えるのではなく、バランスを回復させることが重要なのです。

自然界と人体はひとつのまとまり

中医学には、「整《せい》体《たい》観《かん》念《ねん》」という考え方があります。自然界と人間の統一性を重要視する考えで、次のふたつの意味が含まれています。

- ●人の体は外部の自然から影響を受ける。
- ●体の内部には、内臓をはじめさまざまな部位があり、お互いに影響しあって動いている

難しく聞こえるかもしれませんが、その本質はいたってシンプルです。

例えば、私たちの体は夏になると暑さが影響して、熱がこもりやすい状態になるため、汗と一緒に熱を発散して体温を保ちます。

逆に冬になると、寒さが体に影響して冷えるため、毛穴を引き締めて体温を奪われないようにして体温を保ちます。

このように、自然界と人間の体をバラバラでなくひとつのものとして見ることが、中医学の特徴なのです。

そして、何らかの原因によってこもった熱を発散することができなくなってしまったときには、余分な熱を取り除き、全体を整えます。

中医学とは、バランスを整えて健康を維持する医学なのです。

気《き》、血《けつ》、津液《しんえき》と五臓六腑《ごぞうろっぷ》を整える

「五臓六腑にしみわたる」という慣用句を聞いたことがあるでしょうか。五臓六腑とは、中医学で使われる人間の臓腑を意味するワードです。

人間の体には、

- 気・血・津液の3つの体を構成する物質
- 肝・心・脾・肺・腎の5つの臓
- 胆・小腸・胃・大腸・膀胱・三焦の6つの腑

があると考えられています。

※他にもさまざまな物質や器官があります。

2000年以上前に作られた医学なので、概念的な器官や、最新医学とは異なる解釈もありますが、その本質はとても論理的です。

体が気、血、津液の3つの物質で満たされていてそれぞれが巡っていれば、五臓六腑が正常に機能します。これが健康にとって不可欠な要素です。

中医学では、人間がもともと持っている自然治癒力を高め、内部から治療することを基本にしています。薬膳などの食養では、気、血、津液のスムーズな循環のために不足している要素を食事から取り入れ、過剰なものを排出することで、酷使していた体をセルフケアし、健康を維持することを目的としているのです。

五臓六腑の位置

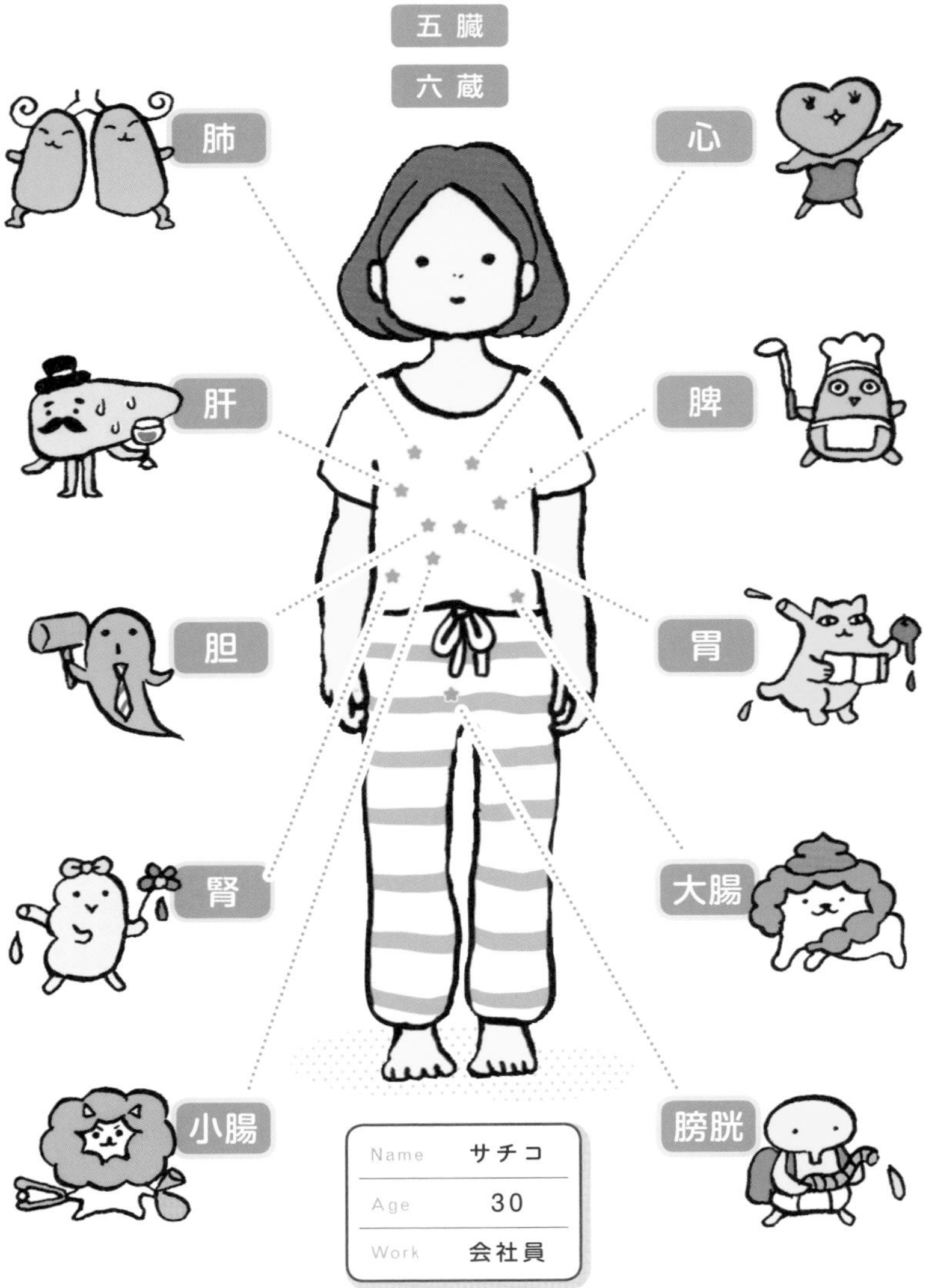
五臓
六蔵
肺
心
肝
脾
胆
胃
腎
大腸
小腸
膀胱
Name サチコ
Age 30
Work 会社員

※三焦は省略しています。

気《き》・血《けつ》・津液《しんえき》が命の源

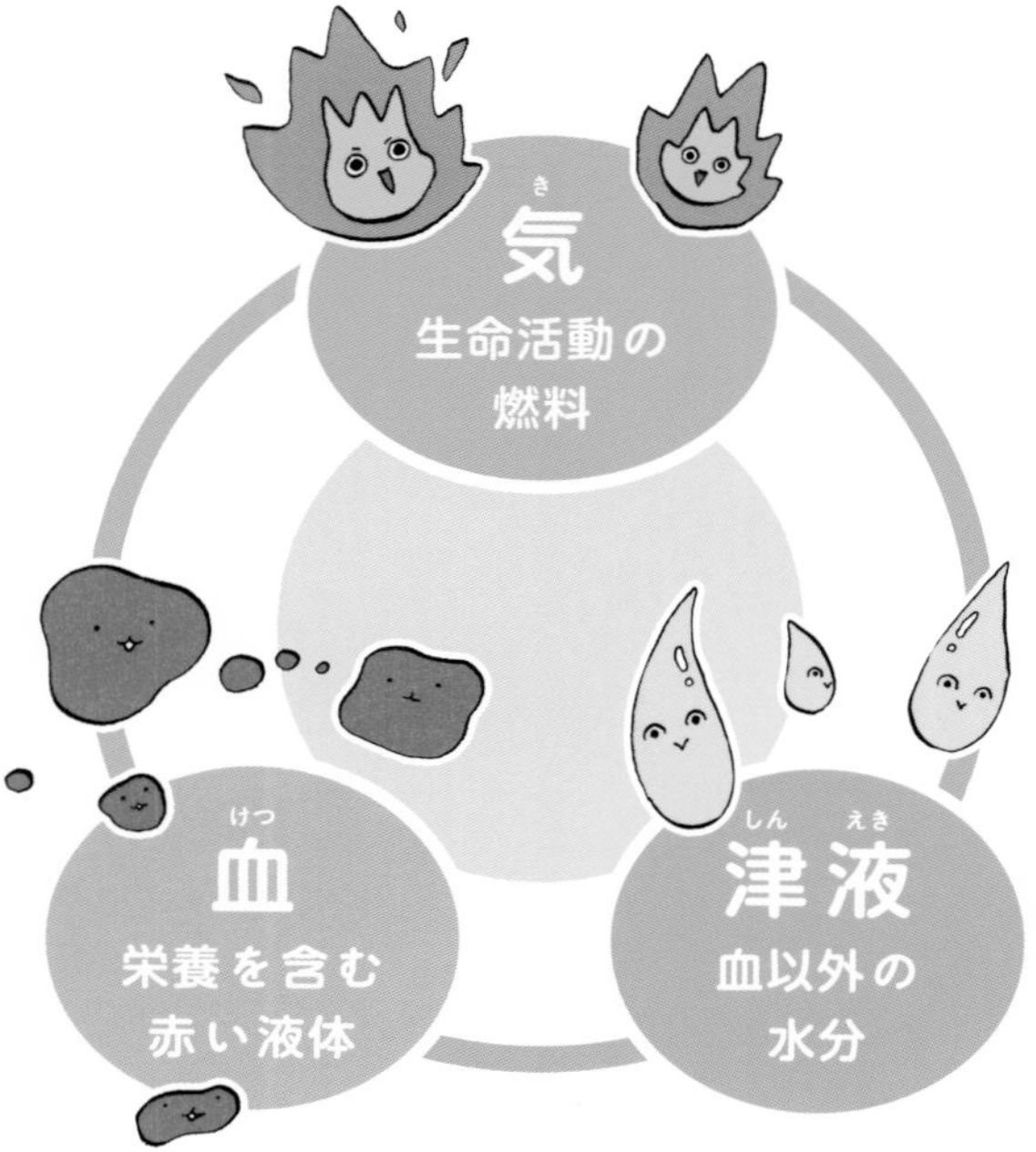

気《き》
生命活動の燃料
血《けつ》
栄養を含む赤い液体
津液《しんえき》
血以外の水分

体中を巡って
内臓を動かす3つの物質

中医学では、「気」「血」「津液」の3つの物質が絶えず体内を循環することで内臓が動き、生命活動が維持されると考えられています。

「気」は体を動かす生命エネルギー。「血」は全身に栄養を運搬する赤い液体。「津液」は血以外の体を潤わせる水分のことです。それぞれを詳しく見てみましょう。

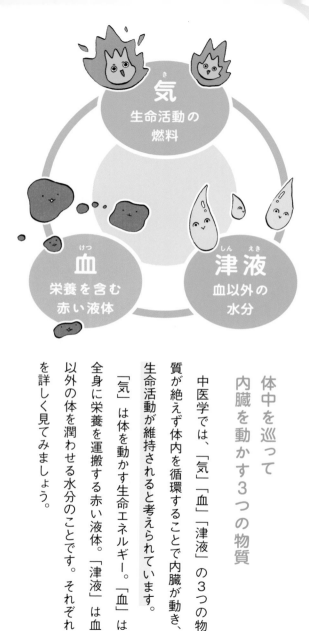

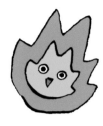

気《き》

食べ物と空気から作られる、生命エネルギー。

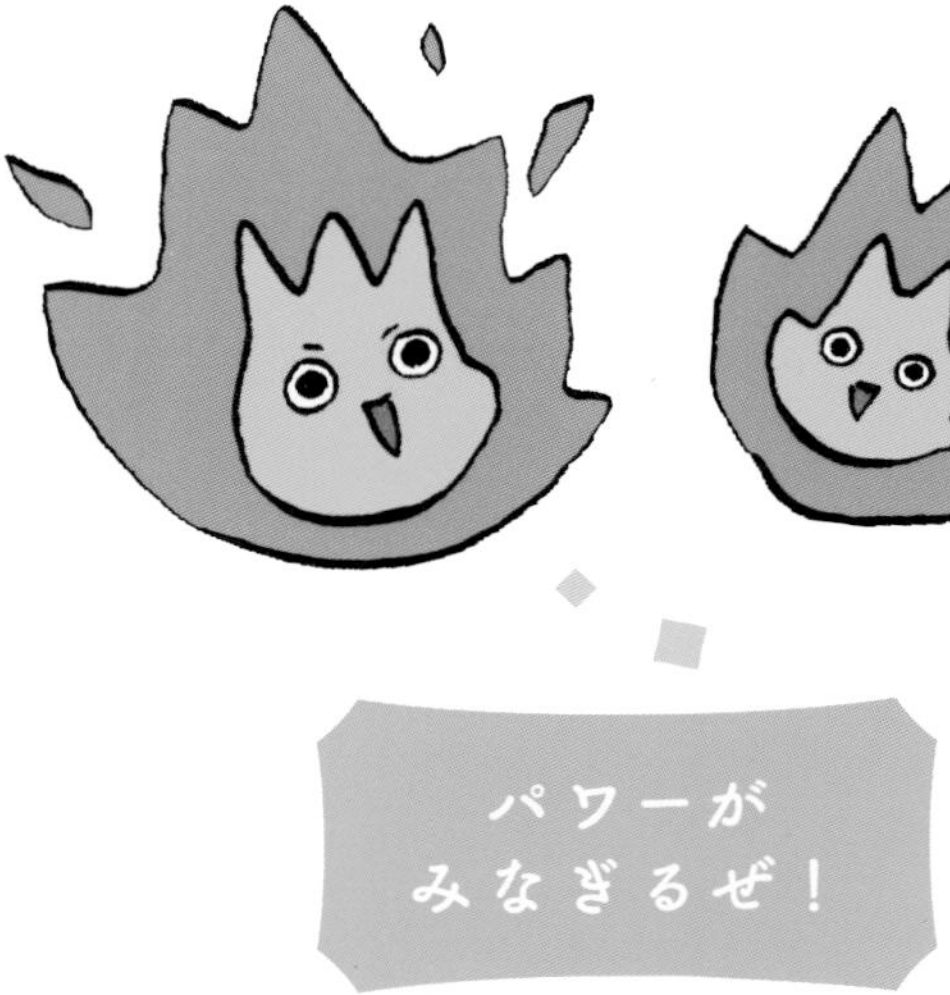

食べ物から作る体を動かすための燃料

体を動かすエネルギーのことを「気」といいます。「気」は、食べ物から得られる栄養やエネルギーである「水穀《すいこく》の精微《せいび》」、呼吸によって得られる酸素やエネルギーである「清気《せいき》」、そして親から譲り受け、生まれたときから腎に蓄えられている「先天の精」が結合することで生まれます。

気は体中を巡り、五臓六腑がはたらくための燃料となります。そのため、気が不足すれば五臓六腑を動かすパワーがなくなり、体に不調が起きるのです。

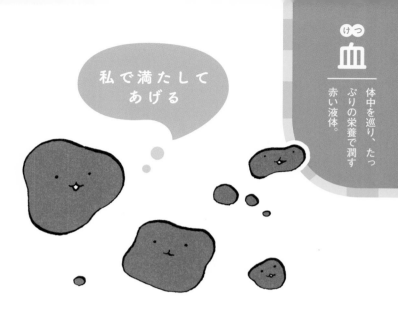

血《けつ》

体中を巡り、たっぷりの栄養で潤す赤い液体。

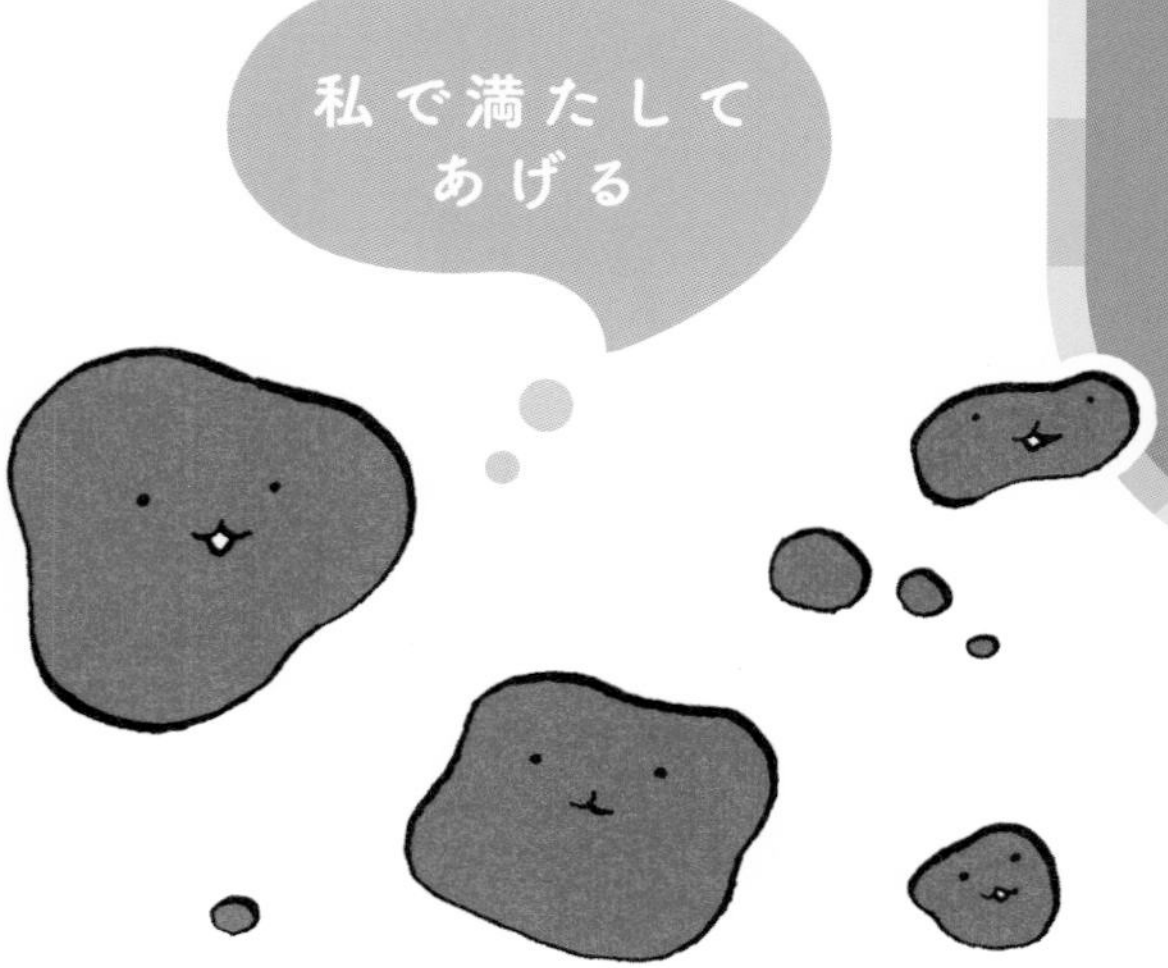

体内を巡る栄養を含んだ液体

「血」は体内を巡る赤い液体のことです。西洋医学での「血液」とはやや異なる概念で、血に含まれる栄養や、そのはたらきまでを含めた広い範囲を指します。

血は血管を通って全身に流れ、臓腑に栄養を届けます。臓腑は血からたっぷりの栄養を受け取ることで、正常にはたらくことができるのです。また、血には精神を落ち着かせる鎮静作用もあります。気とは表裏一体の関係とされており、血が作られたり、運搬されたりするには気が必要となります。

津《しん》液《えき》

涙や唾液、胃液などを含む「血」以外の体液の総称。

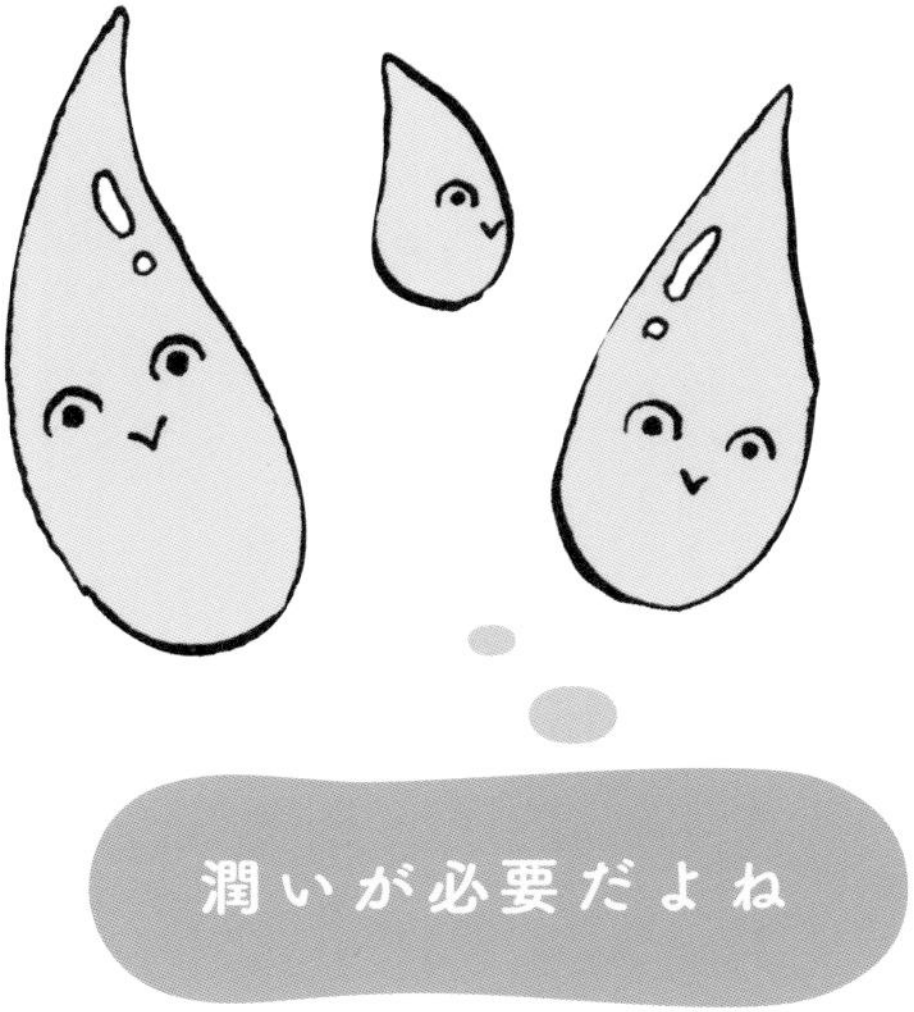

体を潤し老廃物を排出する

涙や唾液、胃液などを含む「血」以外の体液のことを「津液」といいます。

人間の体の約60％は水でできているといわれており、津液は体に不可欠な存在です。

皮膚や髪にツヤを出したり、目や口を潤したりするほか、汗や尿などで老廃物を排出したり、熱を冷やして体温調節をしたりする役割があります。そのため、不足すると皮膚や髪が乾燥し、代謝が悪くなって吹き出物などが現れます。

また、血と津液、精を合わせて「陰液《いんえき》」といいます。

五臓《ごぞう》は体を構成する器官

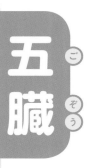

臓器だけでなく機能まで含めた概念

五臓とは、体の中にある「肝」「心」「脾」「肺」「腎」の5つの袋状の内臓のことです。

それぞれ、肝臓、心臓、脾臓、肺、腎臓を表していますが、その意味合いは実際の内臓とは微妙に異なります。

たとえば、西洋医学での「肝臓」は内臓としての部位だけを指しますが、中医学での「肝」は、その部位だけでなく、その機能や役割までを含めた概念なのです。

そのため、中医学の五臓は、実際の内臓の位置と異なっていたり、より広い意味合いでとらえたりしています。

五臓の主な役割は「気」「血」「津液」の製造と貯蔵です。五臓はお互いをサポートし合ってはたらくため、どれかひとつが不具合を起こすと3つの物質の流れが正常に行えず、全体に影響を及ぼします。

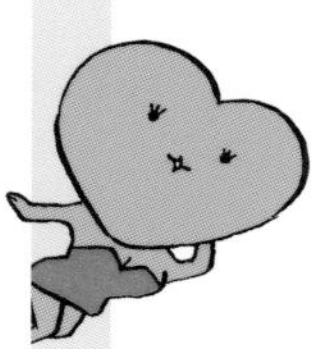

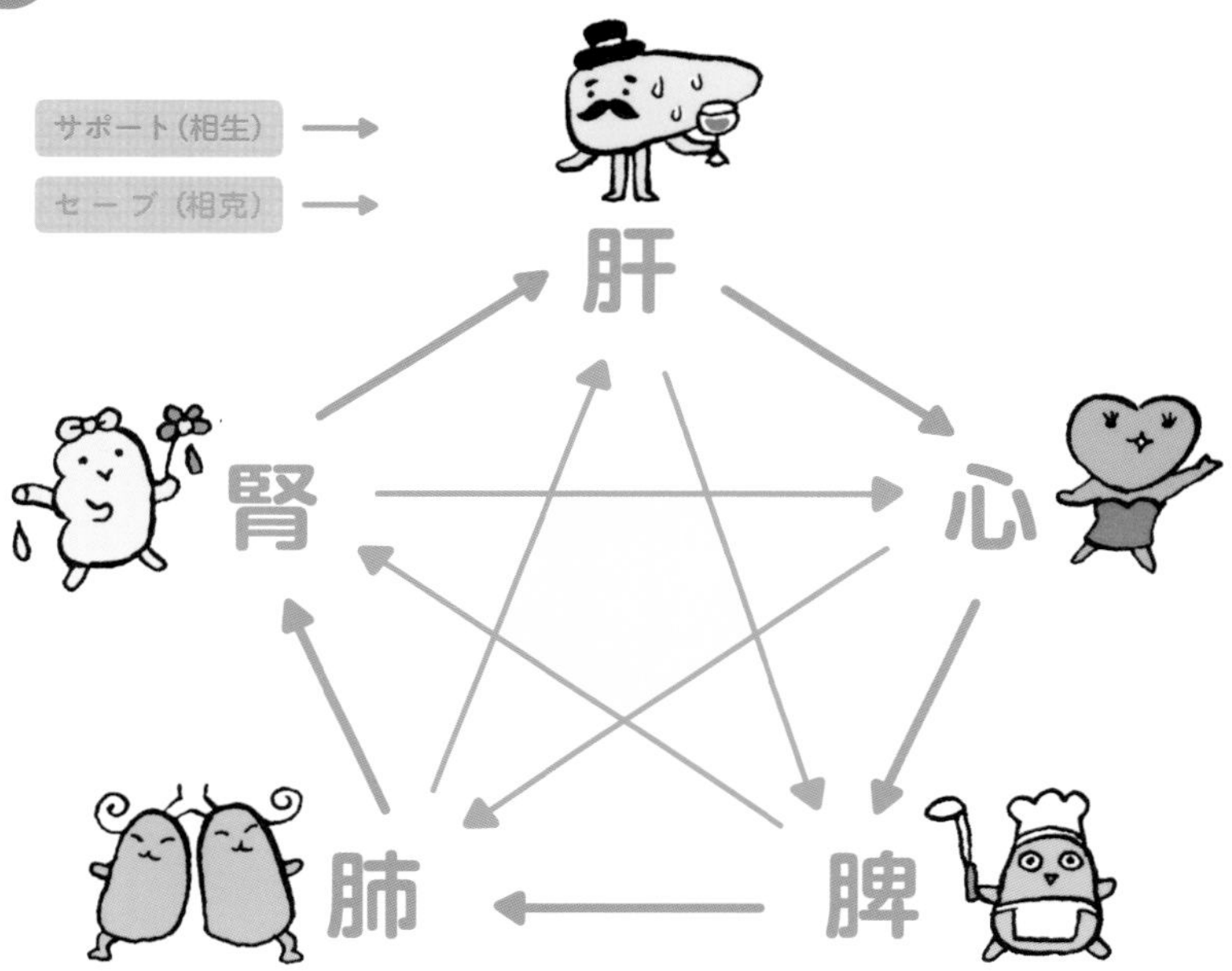

五臓同士でサポートしバランスをとる

五臓がお互いをどのようにサポートしているのか、上の図を見てみましょう。赤い矢印がはたらきを促進する関係（相生《そうせい》）、緑の矢印がはたらきをセーブ（相剋《そうこく》）する関係です。こうして矢印のように順番に循環することで、それぞれのはたらきが強すぎず弱すぎず、ちょうどいい塩梅を保っているのです。しかし、五臓のうちのひとつでも不調になると、たちまちバランスが崩れてしまいます。

例えば、肝が興奮して熱がこもると、消化器官に負担がかかり、酸っぱいものがこみ上げます。

五臓は季節や感情ともリンクする

五臓の不調の原因は不摂生な生活のほか、自然界の気の影響や、精神的ストレスが挙げられます。

自然界の気とは、簡単にいうと「季節」のことです。例えば、夏は気温が高くなるため気血の流れが早くなり、心のはたらきが過剰となり負担がかかります。また、発汗や乾きが起こり、体内の津液が不足するのです。

五臓にはそれぞれ大きく影響を受ける季節があり、肝は気が昂《たかぶ》る春、心は熱のこもる夏、脾は湿気がある梅雨、肺は空気が乾燥する秋、腎は体が冷える冬にそれぞれ調子を崩しやすくなります。

また、「感情」が五臓にダメージを与えてしまうこともあります。体と感情は互いにつながっており、「こころ」が乱れれば体調に影響することがあるのです。

中医学では、五臓にはそれぞれ関係する感情があるとしており、肝は怒り、心は喜び、脾は思い悩み、肺は悲しみと憂い、腎は恐れと驚きにリンクすると考えられています。

そのため、肝が不調になれば怒りをコントロールできなくなり、強い怒りの感情が長く続けば肝をむしばんでしまいます。このように、五臓は、環境や感情ともつながっているのです。

[五臓早見表]

肝

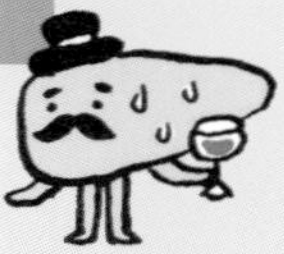

部位 肝臓のほか、目、爪、筋（腱、靭帯）など。

機能
- 気の巡りと血の量のコントロール。
- 血を貯蔵。

心

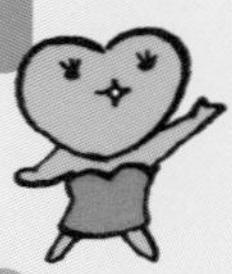

部位 心臓のほか、舌、血脈（血管）、顔（顔色）など。

機能
- 血を運搬して全身に巡らせる。
- 精神と思考を安定させる。

脾

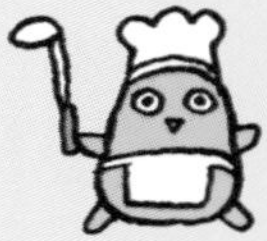

部位 脾臓のほか、口、肌肉（筋肉）、唇など。

機能
- 飲食物から気、血、津液のもとを作り、運ぶ。
- 血が血管内からもれないようにコントロールする。
- 体内の水分を上に運ぶ。

肺

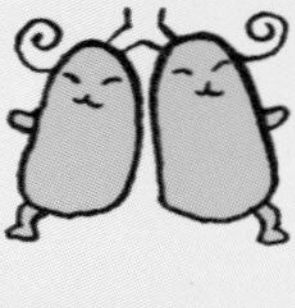

部位 肺のほか、鼻、皮膚、皮毛（汗腺、産毛）など。

機能
- 呼吸によって気、血の流れをコントロールする。
- 津液の運搬を調整し、不要なものを排出する。

腎

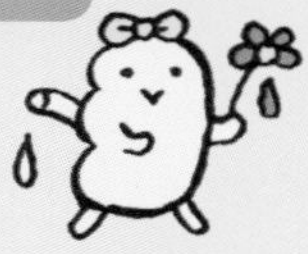

部位 腎臓のほか、耳、尿口、肛門、骨、髪など。

機能
- 生殖に関わる部分を担う。
- 精を貯蔵する。
- 水分代謝の調整を行う。

六腑《ろっぷ》は五臓と対になる存在

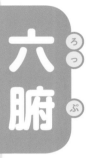

五臓を補佐する管状の内臓

六腑とは、体の中にある「胆」「小腸」「胃」「大腸」「膀胱」「三焦」の6つの管状の内臓で、主に食べ物の消化や排泄物の処理を担っています。

五臓と同じく、西洋医学的な観点の内臓とは異なり、役割や機能までを含めた広範囲な概念です。六腑はそれぞれ五臓の表にあたる存在とされています。肝と胆、心と小腸、脾と胃、肺と大腸、腎と膀胱がそれぞれ対になり、お互いのはたらきを助け合います。

六腑の中で、三焦は例外的な存在です。実在する腑ではなく、五臓の間のすきまのことを指します。そのため、機能はあるものの形がなく、「無形《むけい》の腑《ふ》」といわれます。

三焦と対になるのは「心包《しんぼう》」という心を守る部位。心包を入れて六臓六腑ともいいます。三焦とは対ですが、それほど深い関係性ではないため、ここでは割愛します。

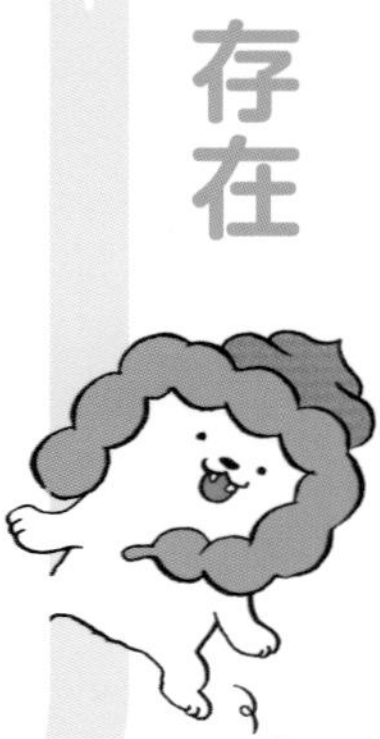

[六腑早見表]

胆

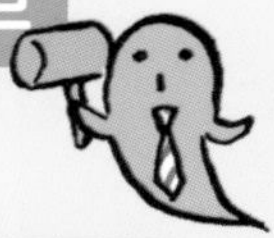

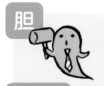

対となる臓 肝

機能
- 肝で作られた胆汁を貯蔵する。
- 消化器官に胆汁を分泌する。

小腸

対となる臓 心

機能
- 胃で消化した食べ物を分別し、栄養素と不要なものに分ける。

胃

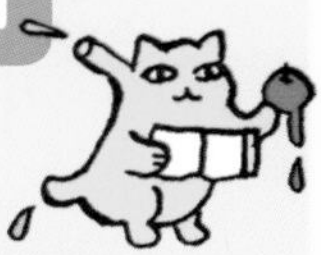

対となる臓 脾

機能
- 口から食べた物を消化し、小腸に送る。

大腸

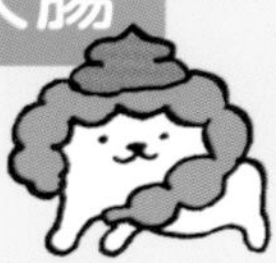

対となる臓 肺

機能
- 小腸で分別された不要な固形物を大便として排泄する

膀胱

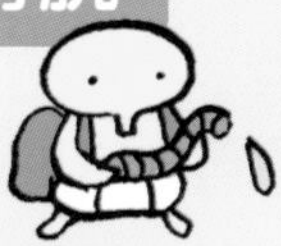

対となる臓 腎

機能
- 小腸で分別された不要な水分を尿として排泄する。

三焦

対となる臓 心包

機能
- 気、津液を全身に配り、水分代謝を円滑にする。

五味は五臓を助ける味

中医学では、食材は５つの味「酸味《さんみ》」「苦味《くみ》」「甘味《かんみ》」「辛味《しんみ》」「鹹味《かんみ》」に分けられています。それぞれの味に対応する五臓があり、そのはたらきを助けます。味といっても、食べたときの味とは異なる場合があります。下の表で確認しましょう。

五味	五臓	作用	食材例
酸味《さんみ》	肝《かん》	筋肉や体の穴を引き締め、体に必要なものがもれすぎないようにする。便や汗、咳を抑える。	梅、酢、トマト、レモン、みかん、りんご、いちご、グレープフルーツ、ざくろ、あずき、ヨーグルト、チーズ
苦味《くみ》	心《しん》	余分な水分を排出し、解毒をする。熱を冷ます。	セロリ、ゴーヤ、ごぼう、ふき、ぎんなん、アロエ、らっきょう、緑茶、こんにゃく
甘味《かんみ》	脾《ひ》	気血を補う筋肉を緩め、消化器官を整える。痛みを和らげる。	穀類、豆類、かぼちゃ、キャベツ、はくさい、しいたけ、さつまいも、じゃがいも、とうがん、牛肉、鶏肉、チーズ
辛味《しんみ》	肺《はい》	体を温め、「気」「血」を巡らせる。発汗し、老廃物を排出する。	しょうが、ねぎ、にんにく、しそ、にら、とうがらし、わさび
鹹味《かんみ》	腎《じん》	かたいしこりをほぐす。便秘を解消する。	こんぶ、かに、わかめ、えび、たこ、いか、あさり、しじみ、牡蠣、ひじき、みそ

1章

五臓六腑のはたらき

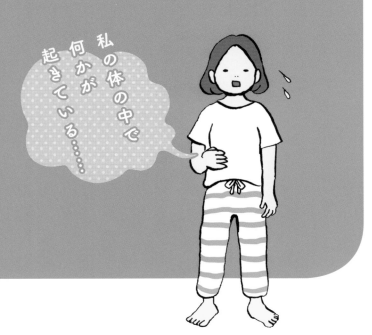

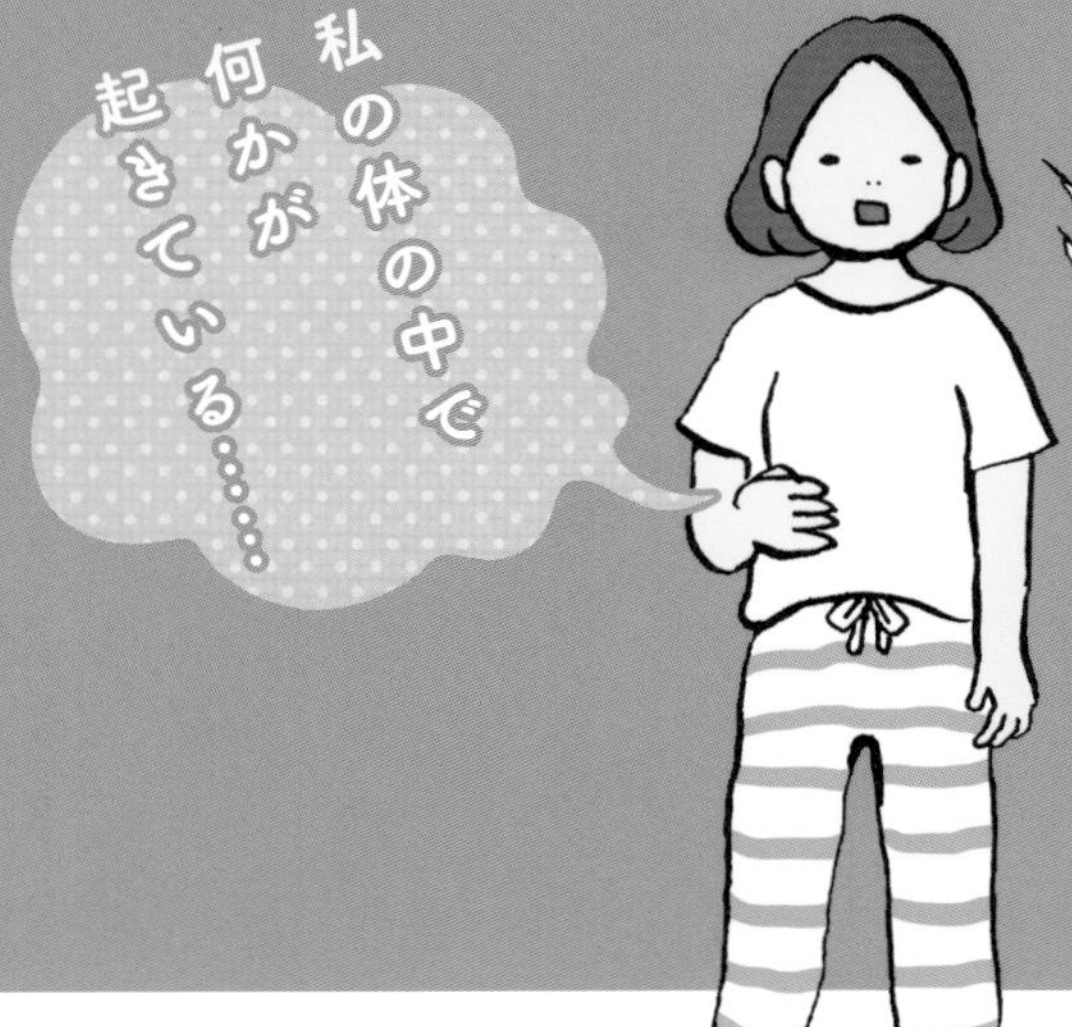

体を構成する5つの内臓

ZOU《ゾウ》=5《ファイブ》

CHARACTAR / ZUKAN-1

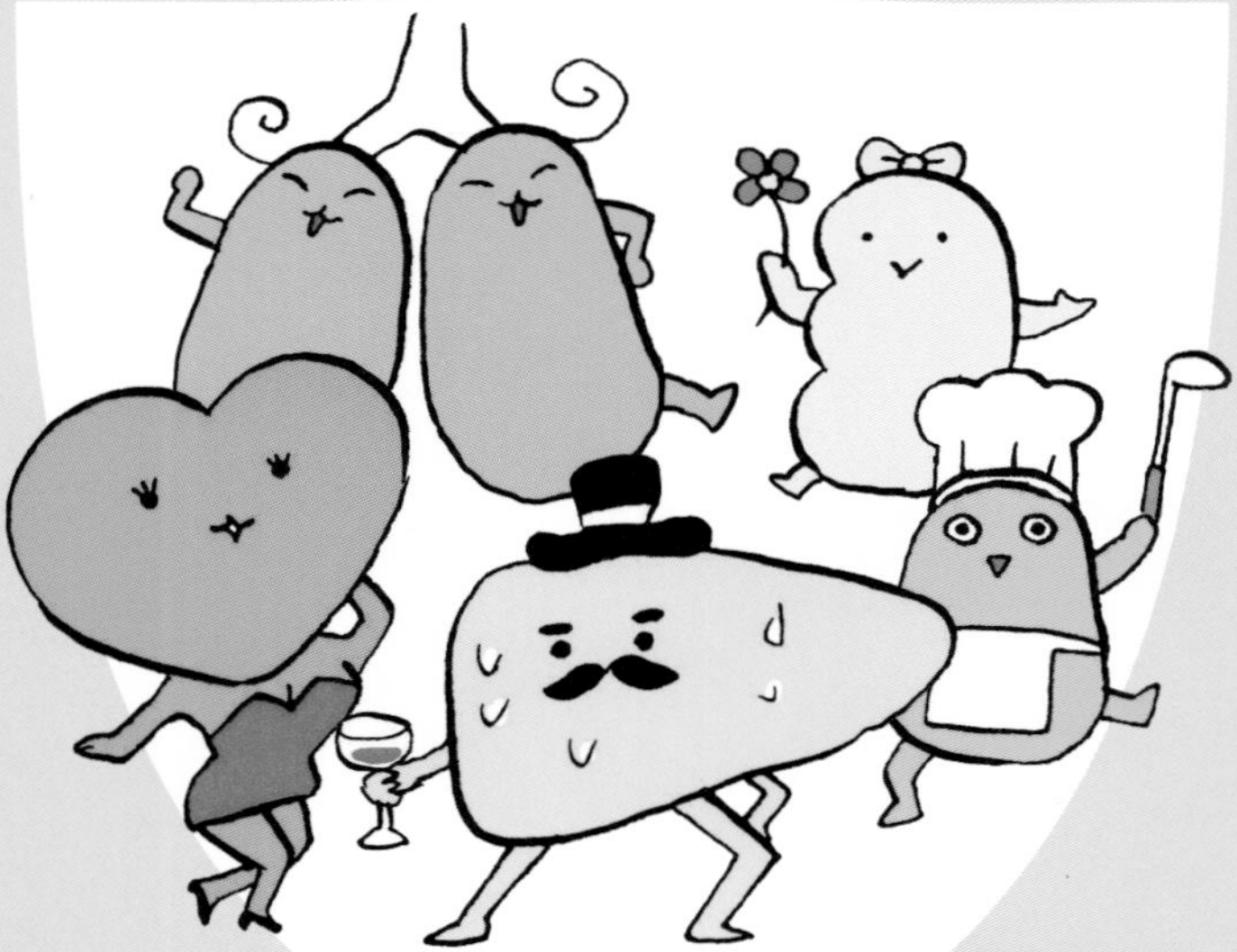

五臓の名前と役割を知ろう

「五臓」は中医学で袋状の内臓のこと。
西洋医学での内臓とは微妙に異なるので注意。

五臓のプロフィール

肝《かん》

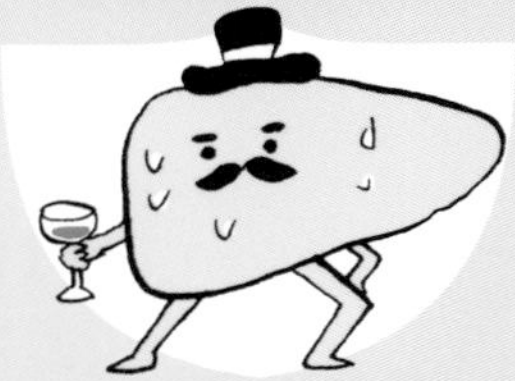

血の貯蔵と気の
コントロールをする仕事。

心《しん》

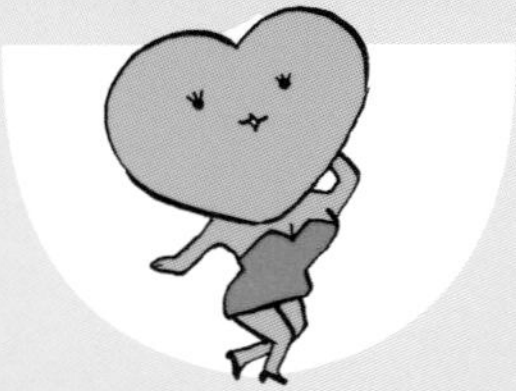

血を運搬して全身に
巡らせる。精神を安定させる仕事。

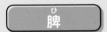

脾《ひ》

食べ物から気・血・津液の
もとを作り、上に運ぶ仕事。

肺《はい》

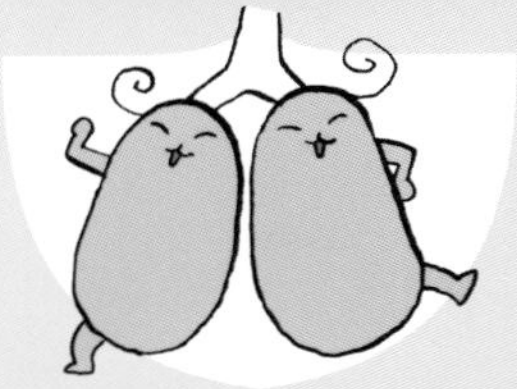

古いガスの交換や気・血・
津液の運搬を管理する仕事。

腎《じん》

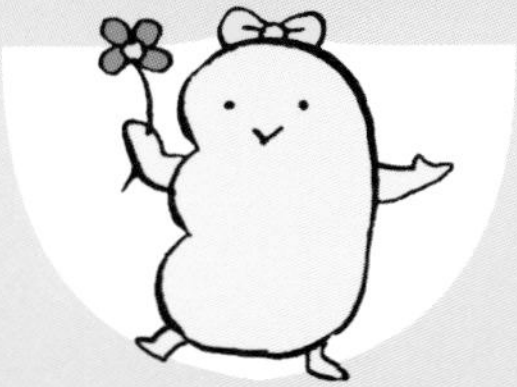

精を蓄え、津液の代謝、
老化や生殖に関わる仕事。

血とエネルギーの運搬管理者!!

役割 ●血の貯蔵 ●気の循環

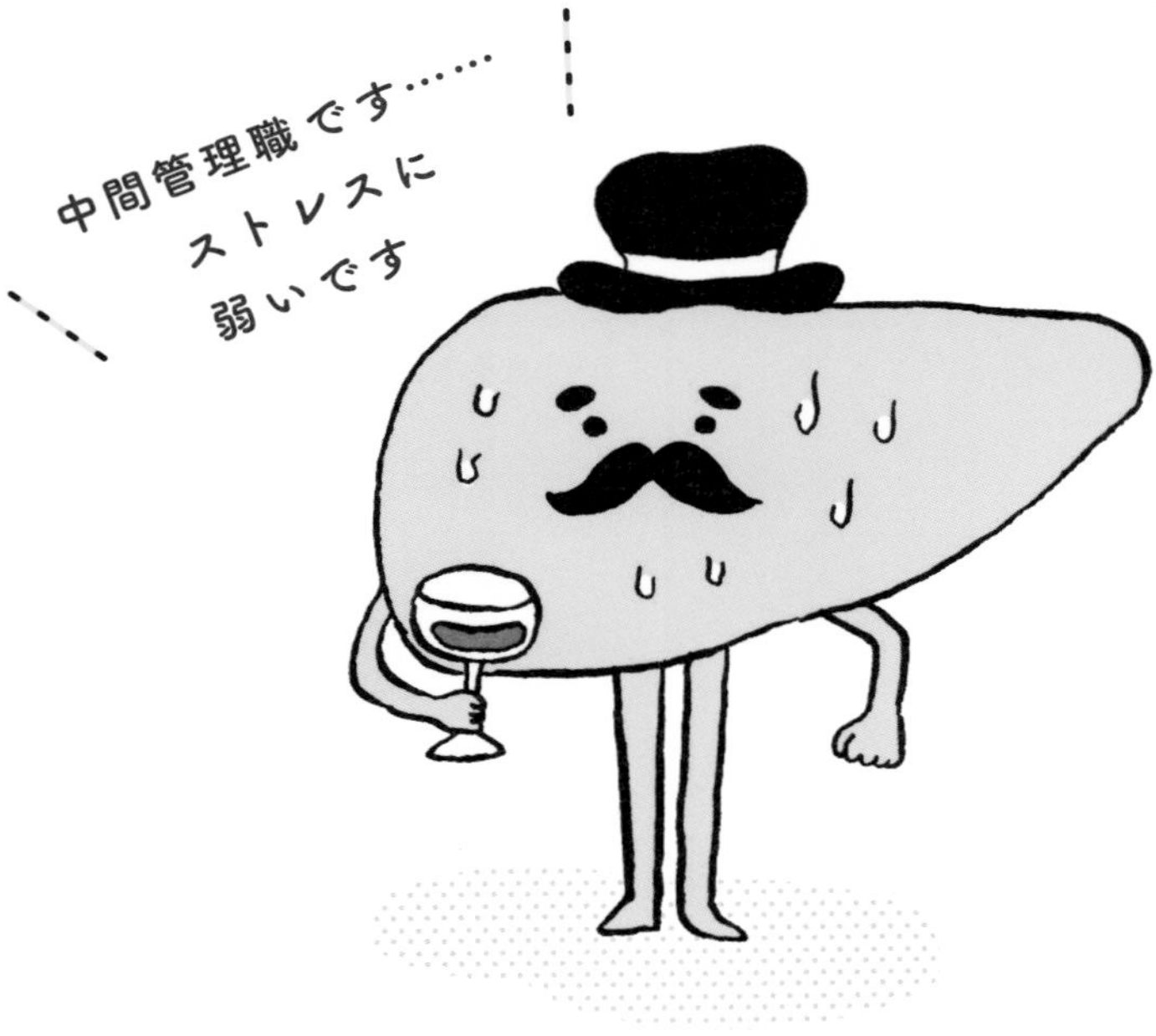

関係する部位	●目 ●爪 ●筋(腱、靭帯)
五味	酸味
感情	怒り
弱点	●過労とストレス ●目の酷使 ●春の時期

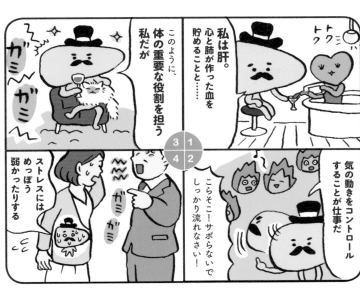

血を蓄えて気を巡らす

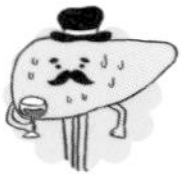

新鮮な血をストックする

肝は「血《けつ》を蔵《ぞう》す」といわれている臓で、血を貯蔵し、全身に流れる血の量を調節する役割を担います。

血は心と肺によって作られ肝でストックされます。そして、活動量、情緒、季節などに応じて必要な量が各臓腑や器官に送り出されるのです。このことを「蔵《ぞう》血《けつ》作用」といいます。睡眠中には古くなった血が肝に戻り、新鮮な血と入れ替わります。

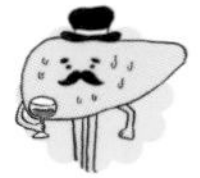

気の流れをコントロールする

肝のもうひとつの大きな仕事として、全身を巡る気の流れの管理があります。

体を動かすエネルギーである気を各臓腑や器官に適切に分配することで、それぞれが正常にはたらけるように整え、飲食物の消化や吸収などを助けます。

また、気は血や津液の巡りも補佐しており、血行や水分代謝にも影響します。

このように、肝が気の流れを管理し、血や津液を運搬したり、消化を助けたりするはたらきのことを「疏泄《そせつ》作用」といいます。

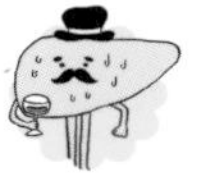

正しい気の流れで「怒り」を抑える

中医学では、肝は「怒り」に関わる臓と考えられています。

肝の疏泄作用には、感情をゆったりさせるというはたらきもあります。そのため、疏泄のはたらきが不足すると、落ち込んだり、うつっぽくなったりすることがあります。

反対に、疏泄作用が過剰になるとイライラしたり、怒りっぽくなったりしてしまうのです。

ささいなことでイライラするようになったら、肝のはたらきに問題が起きているのかもしれません。

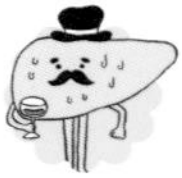

肝は目や筋、爪に栄養を送って潤す

肝にストックされた血には、目、筋肉の筋・腱や靭帯《じんたい》、爪などに栄養を届けるはたらきがあります。

そのため、肝の血が少なくなると、目が疲れやすくなってかすんだり、ちょっとした運動でも筋肉の疲労が取れにくくなったりします。また、爪に白い筋が入ってしまったり、割れやすくなったりしてしまうのです。

中医学では、爪は筋余《きんよ》といい、筋が余ったものと考えられています。「肝の華は爪にあり」ともいわれており、肝が健康なときは爪もきれいであり、肝が不調のときは爪の状態も悪いとされています。そのため、爪は肝の健康チェックのためのバロメーターとしての役割も担っているのです。

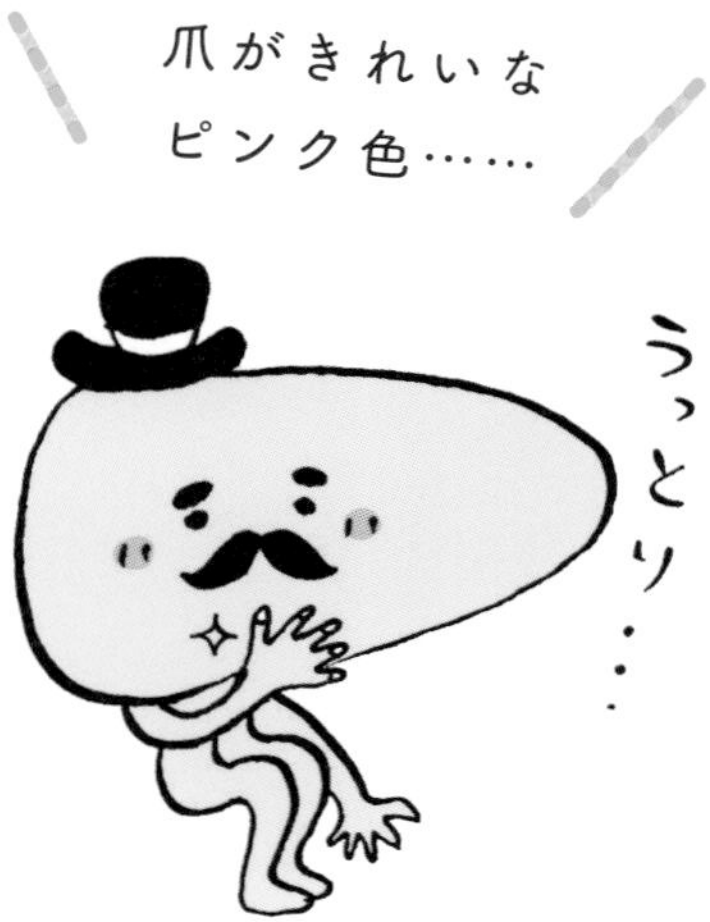

肝の不調で血が減り気が滞る

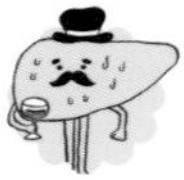

肝血が減ると体が栄養不足になる

肝が蓄える血のことを肝血《かんけつ》と呼びます。蔵血作用が低下し、肝が貯蔵する肝血の量が少なくなると、血が各器官に届かなくなり、目や筋肉、爪の滋養に影響します。

肌のハリや髪のツヤが保てなくなったら肝血不足の合図かもしれません。

そのほか、手足のしびれや、頻繁な筋のひきつり、目のかすみやめまい、女性の場合は無月経なども引き起こします。

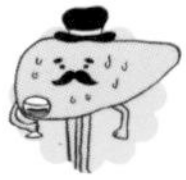

気の乱れが起こすイライラと消化不良

肝の疏泄作用が正常にはたらかないと、精神的なイライラや抑うつなどの症状が現れます。また、「梅核気《ばいかくき》」と呼ばれるストレスが原因でのどが締めつけられたり、異物感を感じたりすることがあります。

肝は消化機能の補助も司るため、胃腸の不調の原因が肝のトラブルである場合もあります。胸脇の張るような痛み、ゲップなどがあったら要注意です。

そのほか、血圧の上昇や頭ののぼせ、月経不順なども起こします。

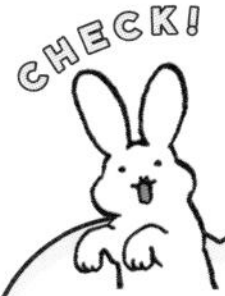

肝のトラブルチェック表

体のサイン

- [ ] 肌や髪にツヤがない
- [ ] 爪が割れやすい
- [ ] こむら返りが起こる
- [ ] 手足のしびれ
- [ ] 肩こり
- [ ] 脇や胸が張って苦しい
- [ ] めまい
- [ ] 目が疲れやすい
- [ ] 視力減退
- [ ] 頭痛
- [ ] 不眠
- [ ] 月経不順
- [ ] のどに違和感がある

こころのサイン

- [ ] イライラする
- [ ] 怒りっぽい
- [ ] 気がふさぐ
- [ ] うつっぽい

酸味の力で肝が元気になる

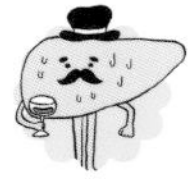

不調の原因はストレス&過労

肝が不調になる大きな原因として、長期的なストレスや過労があります。

肝は、五臓の中で精神的なダメージを受けやすい器官。強いストレスにさらされ続けたり、重労働や目の疲れによって肝血が失われると肝のはたらきが鈍り、「疏泄」がうまくできなくなります。すると、体の不調や気がふさぐことでさらにストレスを感じ……と悪循環に陥ってしまうのです。

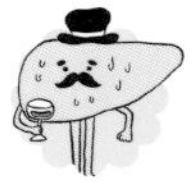

酸味のある食べ物が肝を助ける

肝を守るには、ストレスのもとを断ち切ることが一番の方法です。それが難しいときには、肝のはたらきを助け、精神を落ち着かせる効果のある食べ物を摂りましょう。

酸味の食べ物は、肝にはたらきかけ、動きを促進させる効果があります。怒りっぽい状態であれば、イライラを発散させる辛味や昂ぶった肝を鎮める苦味をプラスしましょう。

また、ライチやグレープフルーツは疏泄作用を助けます。血を作るレバーなどを食べて肝血を補うのもおすすめです。

肝を助ける薬膳

おすすめの食材

- **いちご**　肝を補い、胃のはたらきを正常に戻す。暑気あたりや、消化不良にもよい。
- **鶏レバー**　肝と腎を補う。血を補充し、眼精疲労や視力低下にも効果的。
- **セロリ**　上昇した肝の気の巡りを平常に戻す。体の余分な熱を取り除く。

そのほかの食材

干ししいたけ、カシス、桑の実（マルベリー）、うなぎ、ししゃも、牛レバー、豚レバー、ロイヤルゼリー、アロエ、クレソン、ししとう、トウミョウ、せり、セロリ、トマト、ピーマン、パパイア、あなご、中華くらげ、すっぽん、にじますなど

酸味

酸味には体を引き締めて、必要なものが体外に出ていかないようにする効能がある。また、肝の気の上昇を抑える作用がある。ただし、胃腸が弱い場合は酸味を摂りすぎないように注意しよう。

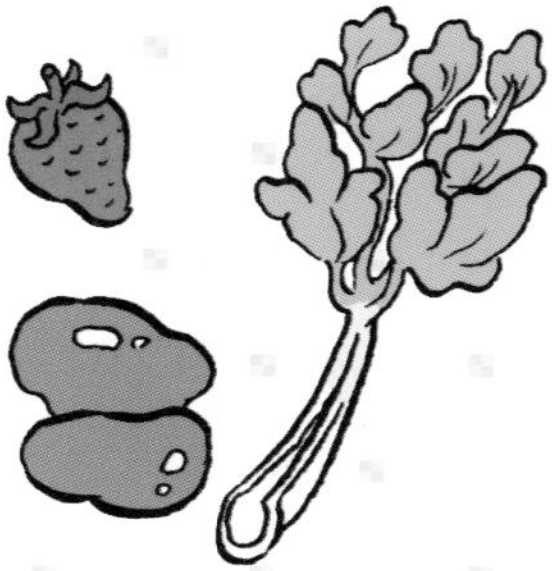

このレシピもおすすめ
- 気を巡らす薬膳⇒P127
- 血を作る薬膳⇒P115
- 陰液を作る薬膳⇒P121

心《しん》

血を作り全身に送り届ける。意識や感情を制御する。

血とこころを支配する
五臓六腑のドン!!

役割 ●血の生成 ●血の循環 ●精神を安定させる

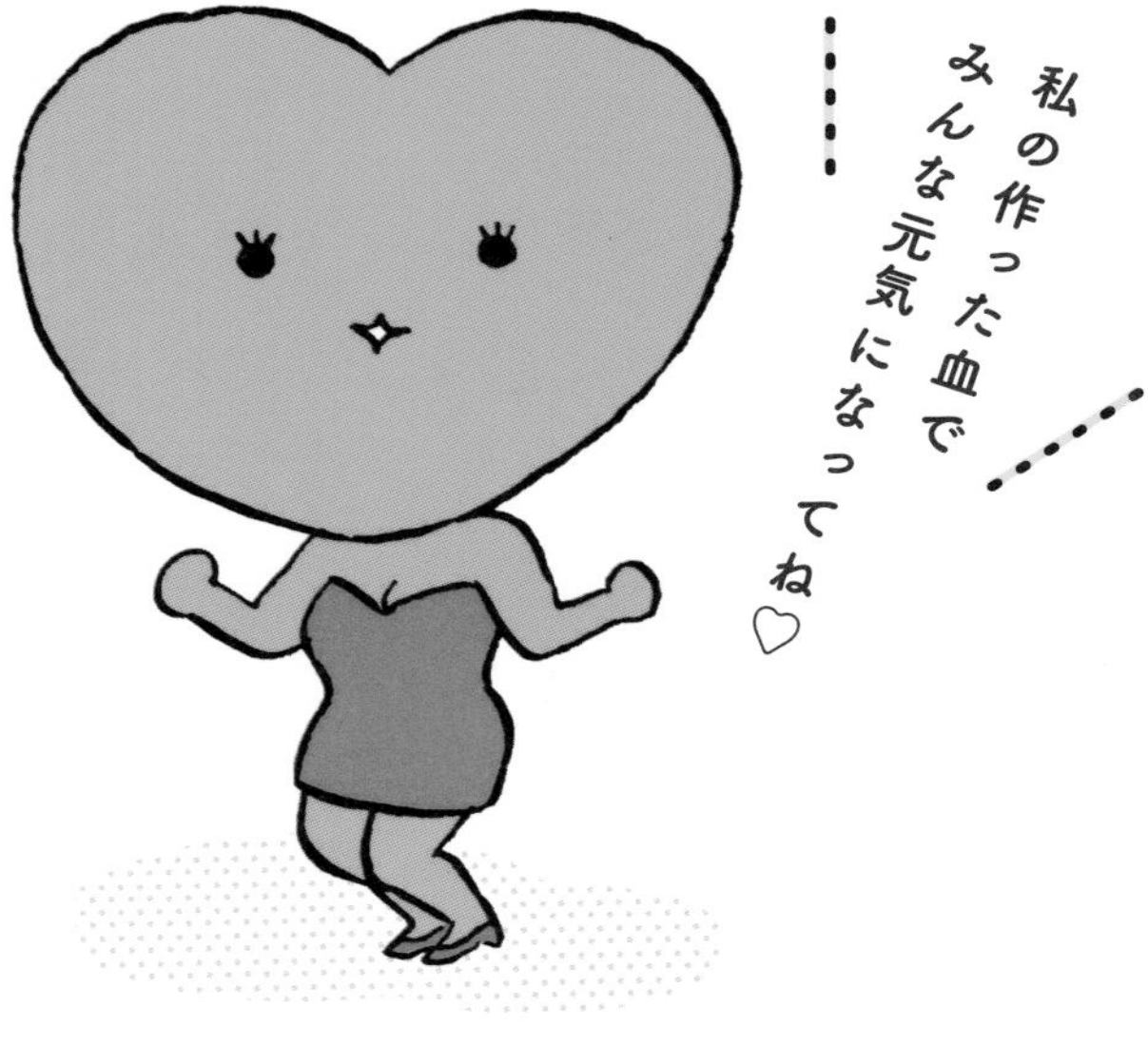

関係する部位 ●舌 ●血脈 ●顔（顔色）

五味 苦味　感情 喜び

弱点 ●強すぎる喜び ●熱 ●夏の時期

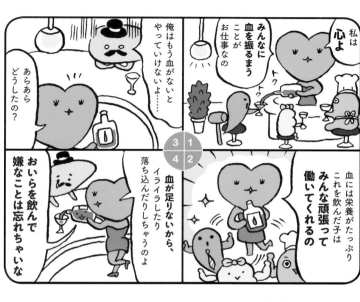

「血流」と「精神」を司る

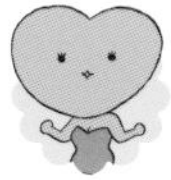

心は各臓腑に栄養を提供する

血は、体内にあるすべての臓腑や器官を養い潤すために必要な物質です。

心のはたらきは、その栄養源となる血を各臓腑に提供することです。

胸に手を当てると、ドクンドクンという規則的な心拍が感じられますね。これは、心が血を全身に循環させるポンプとしての役割を担っているためです。この心拍によって、血は全身を巡ります。

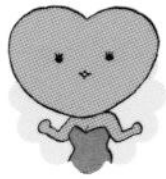

血を運搬して血流を統括する

血は心によって全身に送り出され、肝と肺の協力によって隅々まで行き届き、体全体を養います。また、脾の作用のおかげで、血は漏れることなく血管内を流れることができます。

血が正常に循環するためには、心が正しいリズムで心拍を行わなくてはいけません。そのため、全身の血の運行は、心が司令塔となって統括していると考えられています。

このように、臓腑全体の動きをまとめていることから、心は、五臓の中で最も重要な臓であるとされています。

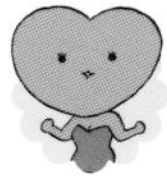

精神部分も担う五臓六腑のリーダー

血は精神面にも関わる物質です。その血の動きを担っている心は、人間の「こころ」にも関係しているとされています。

中医学では、心は脳に密接に関わる存在で、精神活動や思考能力をコントロールしているとされます。

精神状態を安定させるほか、記憶力や判断力の維持、睡眠のコントロールも司ります。生命活動の重要な部分と精神活動を担っている心はまさに、五臓六腑のリーダーといっても過言ではないでしょう。

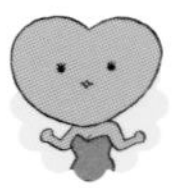

心の健康は顔色でチェックする

心に深く関係する体の部位として、脈や顔色、舌などがあります。

血は、心が拍動することによって送られます。血の量が十分で心拍が規則正しければ、血は正常に送られます。しかし、心が送る血が不足すれば、脈は細く弱くなってしまいます。

心の健康状態は、顔色と舌にもよく現れます。特に顔色は重要で、中医学では「心の華は面にあり」ともいわれています。

血が十分なときの顔色は血色がよく、ツヤツヤと健康的ですが、血が足りないと青白くなり、過剰だと赤みが増します。

また、心は意識も司っているため、精神的な不安が顔色に表れるほか、言語能力や味覚、睡眠に影響が出ることもあります。

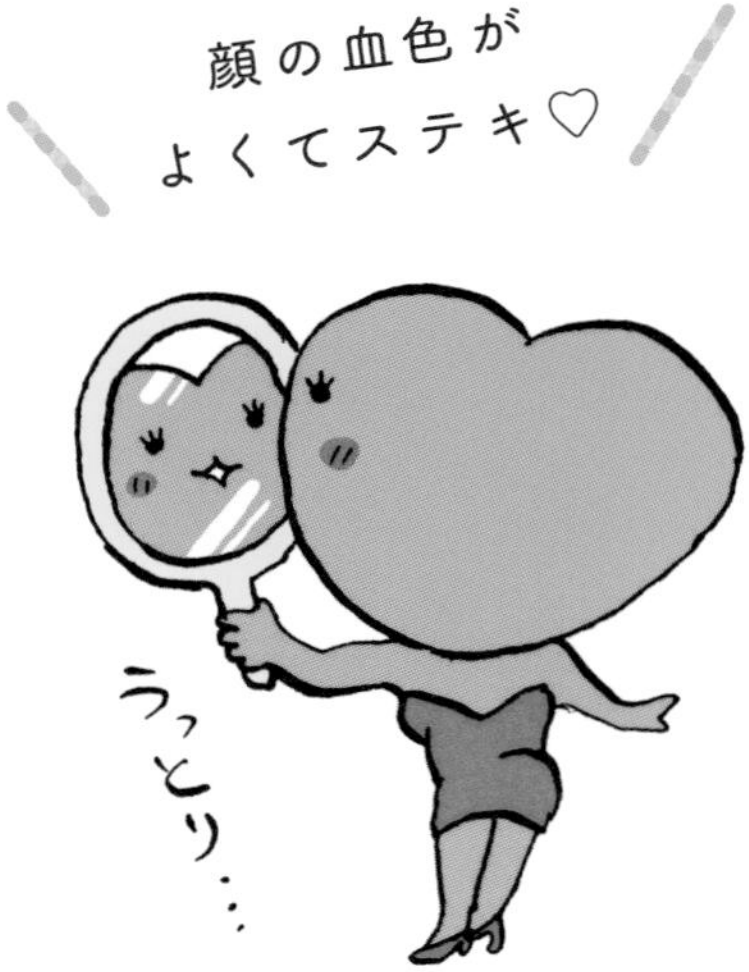

心の不調と「こころ」の乱れ

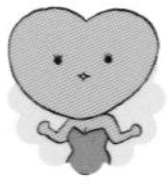

心の血に過不足があると口や舌に異変が起きる

心が不調になると、体の細部にまで血の栄養がしっかり行き届かなくなり、さまざまな不具合が生じます。

例えば、心の栄養が不足すると、舌の色が薄くなります。そして、心の熱が過剰になると、炎症を起こしたり、口内炎などができたりします。また、舌がもつれてろれつが回らなくなったり、うわごとをいうなどの症状があります。

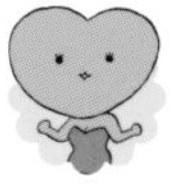

心の異変はこころにも影響する

心の異変は、人の「こころ」にも現れる場合があります。心の血の量が十分でないと、精神的に不安定になりやすく、ときには強い不安感に襲われたり、息切れや動悸を感じたりすることがあります。

そのほか、異常にしゃべりすぎる、物忘れが激しくなる、判断力が低下するなどの症状が現れたり、眠りが浅くてすぐに起きてしまう、夢を多く見るなどの睡眠障害につながったりすることもあるのです。

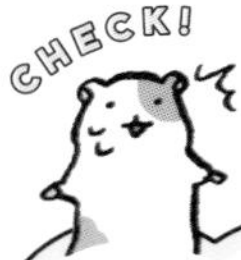

心のトラブルチェック表

体のサイン

- [ ] 口内炎ができる
- [ ] 胸のあたりがすっきりしない
- [ ] 顔が青白い
- [ ] 顔が異様に赤い
- [ ] 息切れ
- [ ] 動悸
- [ ] 無月経
- [ ] 不整脈
- [ ] のぼせ
- [ ] 寝汗
- [ ] むくみ
- [ ] 手のひらや足の裏のほてり
- [ ] 夢を多く見る
- [ ] 不眠

こころのサイン

- [ ] 不安感がある
- [ ] うまくしゃべれない
- [ ] 物忘れしやすい

こもった熱は苦味で取る

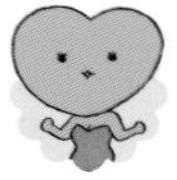

強い「喜び」が心を疲弊させる

不調の原因として、疲労や過度な運動、慢性的な睡眠不足、ストレス、加齢による気血の不足、体に溜まった余分な熱、中医学的な意味での痰《たん》（無形で臓腑や器官に溜まって不調を引き起こす）が挙げられます。

また、心は「喜び」の感情とリンクする内臓です。一見、いい感情に思えますが、強い「喜び」の状態が長く続くと、心を疲弊させ、乱れさせることがあります。

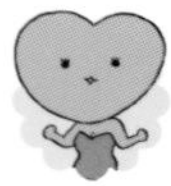

苦味で熱を取り酸味と甘味で陰液を補う

苦味の食べ物には心に作用してはたらきを助けるほか、体にこもった余分な熱を取り除く効果があります。

通常、心は適度な熱で保たれていますが、香辛料やアルコールの過剰摂取、ストレスなどで、体に熱がこもってしまうことがあります。この場合の調整にも、苦味は効果的です。酸味と甘味の食材を合わせて摂ることで陰液を補うことができます。また、精神をリラックスさせるウーロン茶や紅茶、コーヒー、緑茶のほか、血を補い、心を助ける豚のハツもおすすめです。

心を助ける薬膳

おすすめの食材

- 小麦 — 心と腎を補い、体の余分な熱を取り除く。尿のトラブルの解消、口の渇きなどに効果的。
- ひじき — 心と血を補う。しこりを柔らかくし、むくみの解消や、白髪防止によいとされる。
- 豚ハツ — 心を補い、精神を安定させる効果がある。不眠によいとされる。

そのほかの食材

小麦、ココナッツ、カカオ、豚ハツ、ウーロン茶、紅茶、コーヒーなど

苦味

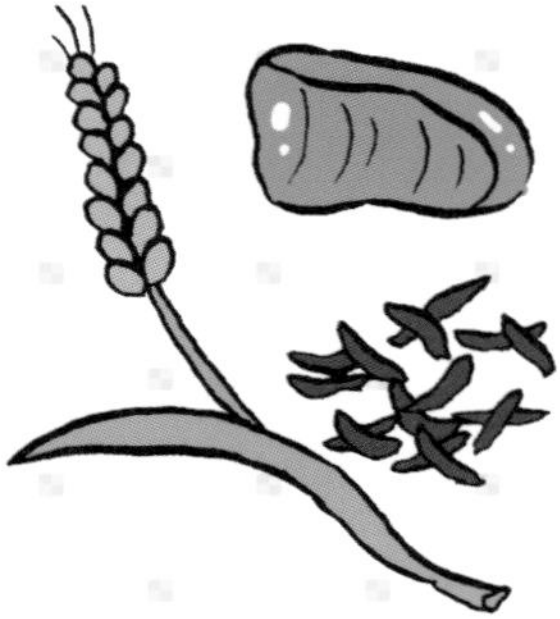

苦味は心にはたらきかけ、動きを促進させる味。余分な熱を取り除き、体を冷ます効果がある。利尿作用や発汗作用があるため、水分代謝や解毒作用も促し、むくみを解消する。食べすぎると体を冷やしてしまうため注意が必要。

このレシピもおすすめ ▶ 血を作る薬膳 ⇒P115

脾《ひ》

飲食物から気、血、津液のもとを作り、全身に運搬。

栄養のもとを作る 消化器官の長!!

役割
- 飲食物から水穀の精微を作り、運搬する
- 血を血管内に収める
- 体内の水分を上に運ぶ

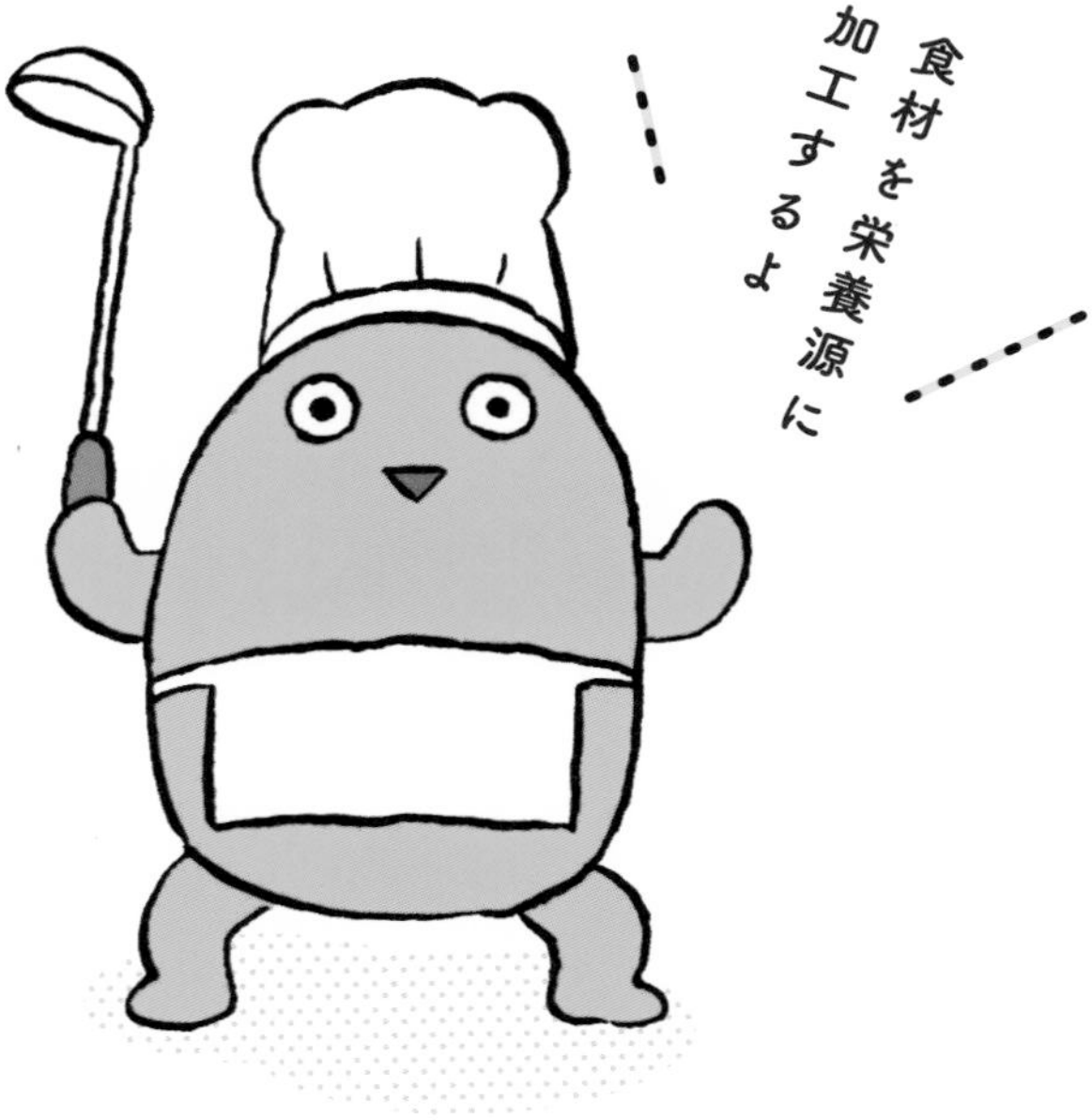

関係する部位 ｜ ・口　・肌肉（筋肉）　・唇

五味 ｜ 甘味　　感情 ｜ 思い悩む

弱点 ｜ ・思い悩む　・湿気　・梅雨の時期

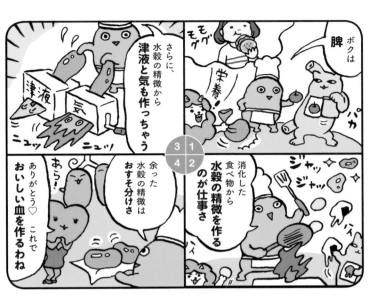

「気」「血」「津液」の運搬

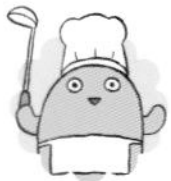

食べ物を消化して「水穀の精微」を作る

脾は、「気」「血」「津液」の素材となる「水穀の精微」を作り出します。

私たちの体は、口から取り込んだ飲食物を胃と小腸などの消化器官でドロドロに消化し、栄養素を抽出します。脾は、この消化器官のコントロールを担っています。

さらに、脾は抽出された栄養素である「水穀の精微」を「気」と「津液」に変化させるはたらきがあります。

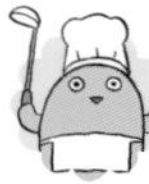

水穀の精微から気、津液、血を作る

「水穀の精微」は脾や肺、腎などのはたらきで気に変化します。

また、消化物から水穀の精微が作られ、それから変化した体に必要な水分が津液です。津液は脾によって肺に送られると、そこから全身を巡り、最終的には腎から膀胱へと送られて尿として排泄されます。

脾で作られた水穀の精微は、肺や心に送られ、気、血、津液として全身に行き渡ります。そして、水穀の精微からできた一部の気と津液が肺と心の働きによって転化したものが血となります。

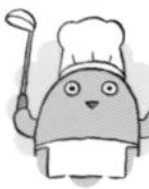

血を血管から漏らさない作用

脾のもうひとつの大きな仕事は、血が血管から漏れ出さないようにすることです。このはたらきを「統《とう》血《けつ》作用」といいます。

血は単独では動くことができません。血の中に含まれる気と一緒に流れることで、血管内を移動できるとされています。このときに、血が血管内からはみ出さないように留めるはたらきが、統血作用です。

統血作用が低下すると、内出血や鼻血、歯茎からの出血、不正出血などを起こすことがあります。

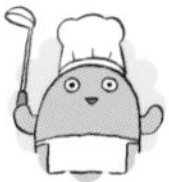

消化器官を管理し 四肢の筋肉を作る

脾は胃腸を含めた消化器全般をコントロールしています。そのため、脾に不調が起きると、消化不良や食欲不振などの症状が現れることがあります。

また、飲食物の入り口である口とも密接な関係にあり、味覚や唾液量などにも影響します。

脾が飲食物から抽出し、運搬する栄養は五臓だけでなく、全身の皮膚や筋肉の栄養源でもあります。

そのため、脾は中医学で「脾は肌肉《きにく》を司る」「四肢を司る」ともいわれています。脾が正常に機能することで、皮膚にハリやツヤが生まれ、健康な手足を保ち、筋肉を自由に動かすことができるのです。

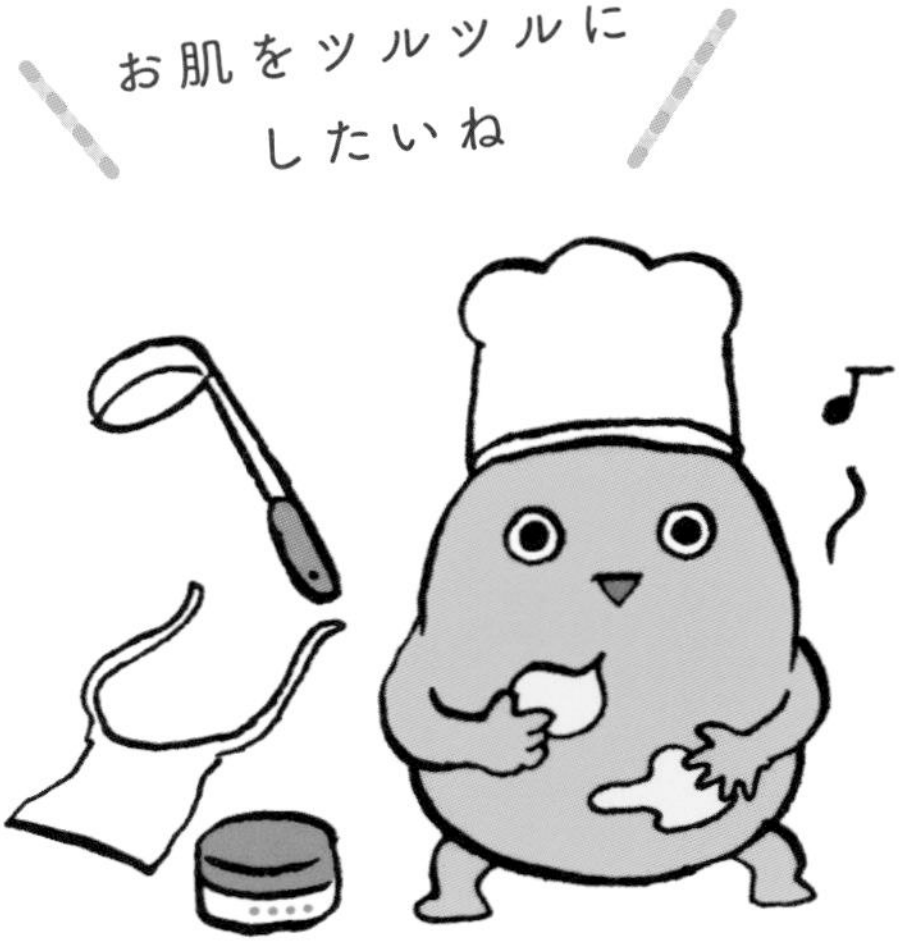

脾の不調が栄養不足を起こす

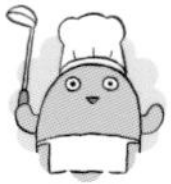

脾の異変は口に現れる

脾にトラブルが起きると、口の中や唇に影響が出ます。

脾の気、血が不足すると、唇が赤みを失い、ツヤがなくなります。また、脾に過剰な熱がこもってしまったときには、唇のただれなどの炎症が起こります。

そのほか、口が粘ついてベタベタする、味覚が鈍くなる、口の中に妙な甘味や苦味を感じるなどの味覚異常が現れます。

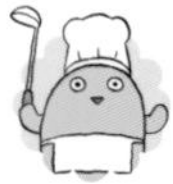

エネルギー不足でむくみや消化不良が起きる

気、血、津液が作られなくなると、体中が栄養、エネルギー不足に陥ります。疲れや倦怠感、筋肉の衰え、肌のたるみのほか、津液の運搬が滞ることでむくみの原因にもなります。また、脾は消化器官の役割も担うため、食欲の低下や食後の眠気、消化不良による下痢や軟便などが起こります。

また、脾には「ものを持ち上げる」作用があり、栄養や津液を上半身に巡らすほか、重力に逆らって内臓の位置を保ちます。この作用が弱まると内臓下垂などを引き起こします。

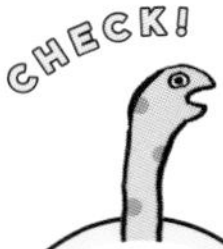

脾のトラブルチェック表

体のサイン

- [ ] 食欲の低下
- [ ] 軟便
- [ ] 肌のたるみ
- [ ] 疲れやすい
- [ ] 唇がただれる
- [ ] 口がベタベタする
- [ ] アザができやすい
- [ ] 血尿
- [ ] 倦怠感
- [ ] だるさが残る
- [ ] 消化不良
- [ ] 下痢
- [ ] むくみ
- [ ] 味覚障害
- [ ] 不正出血
- [ ] 月経出血過多
- [ ] 血便
- [ ] 内臓下垂
- [ ] 食後に眠くなる

弱った脾は甘味で助ける

脾は湿気に弱く思い悩みの影響を受ける

脾は湿気に弱い内臓です。湿気の多い梅雨と夏の時期には特に調子を崩しやすくなります。

そのほか、不摂生な食生活による栄養の偏りや、脾と直結している胃腸へのダメージも、脾の機能が不調になる原因になります。

また、脾は「思い悩み」の感情の影響を強く受けます。思い悩むことにより、気の巡りが悪くなり、食欲不振、腹部が張る、めまいなどが起こることがあります。

甘味のある穀物で脾を整える

脾の回復には、消化器官系を整えることが重要です。甘味の食べ物には、脾のはたらきを助け、気血を補う補益作用があります。

ここでの甘味とは五味のことであり、スイーツや砂糖のことではありません。

さつまいもやかぼちゃ、栗は脾のはたらきを正常にする建碑《けんぴ》作用にプラスして、食物繊維が豊富です。そのほか、大豆や黒豆、枝豆などの豆類は気を補い、水分代謝をよくします。

ただし、甘味は大量摂取するとかえって脾の負担になるので注意しましょう。

脾を助ける薬膳

おすすめの食材

- **さつまいも** 消化機能を助け、気を補う。津液を生み出し、むくみや便秘の解消にもよい。
- **オクラ** 消化器官が正常にはたらけるように助ける。腸を潤して便秘を解消する。
- **ぶり** 気と血を補い、消化器官のはたらきを助ける。体力低下や知力低下を補う。

そのほかの食材

うるち米、玄米、もち米、じゃがいも、やまいも、黒豆、大豆、枝豆、栗、かぼちゃ、カリフラワー、小松菜、チンゲンサイ、にんじん、ねぎ、白菜、ブロッコリー、いわし、すずき、たい、牛肉、鴨肉など

甘味

甘味は脾にはたらきかけ、動きを促進させる味。筋肉の緊張を緩める効果がある。疲れを癒して虚弱体質を改善するほか、痛みを和らげる作用がある。消化器官である脾や胃のはたらきを整えるが、過剰に摂取すると消化能力を弱らせてしまうので注意。

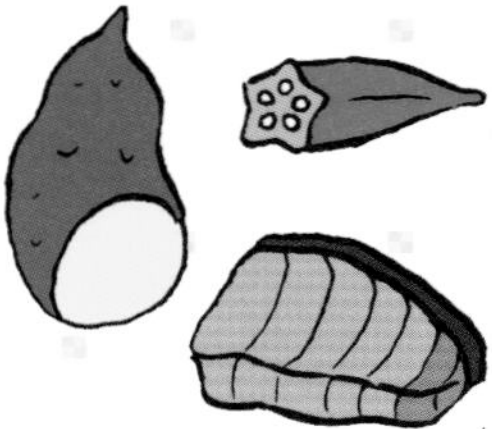

このレシピもおすすめ

- 気を作る薬膳 ⇒P105
- 津液を巡らす薬膳 ⇒P139

肺《はい》

体の空気を取り換え、気の巡りをコントロールする。

呼吸と免疫を司る 体の防衛者!!

役割
- 呼吸と気の流れを管理
- 血、津液の流れの補佐
- 免疫力
- 外邪の侵入を防ぐ

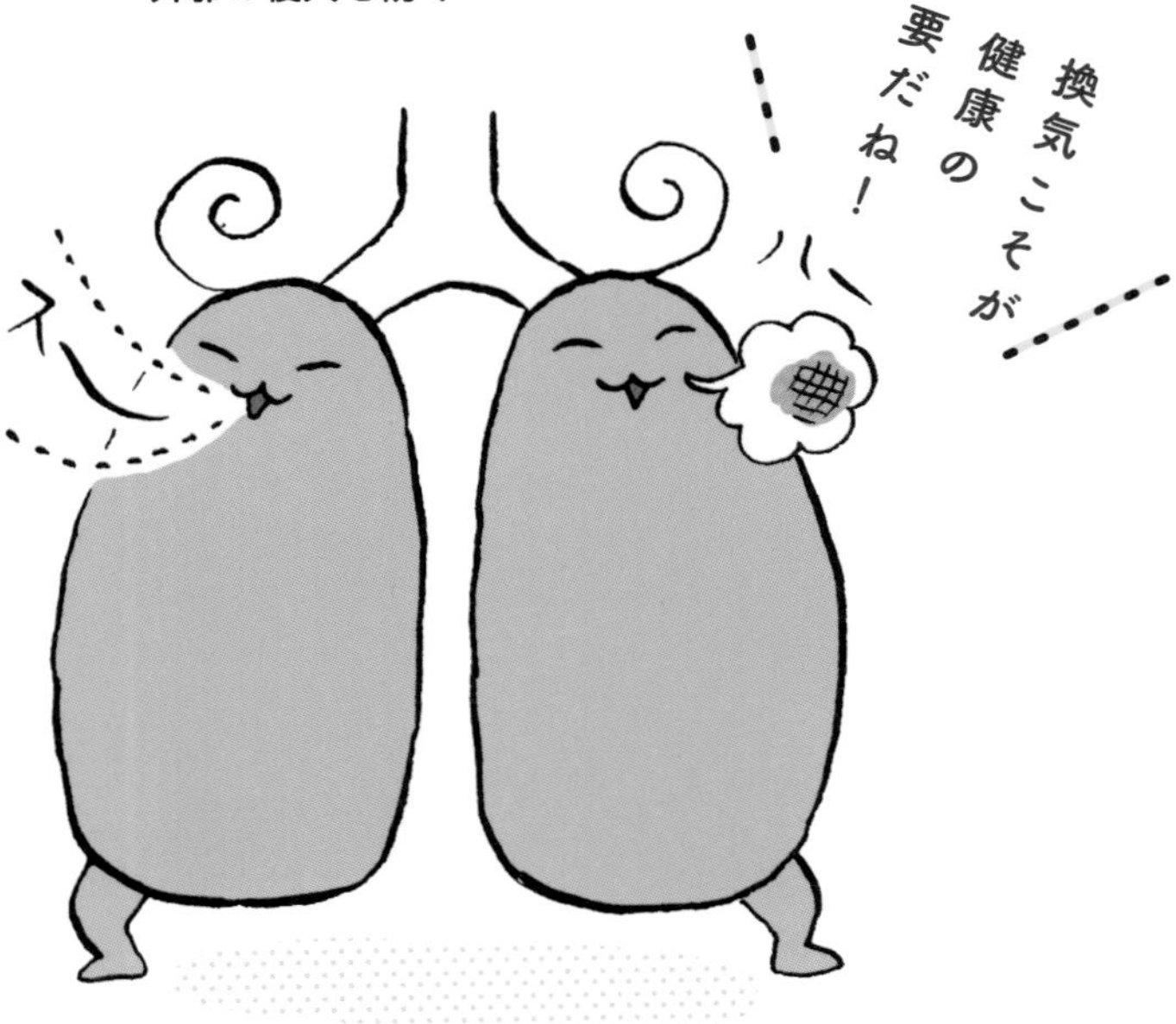

関係する部位	•鼻 •皮膚 •皮毛(汗腺、産毛)
味	辛味
感情	悲しみ、憂い
弱点	•乾燥 •外邪 •秋や冬の時期

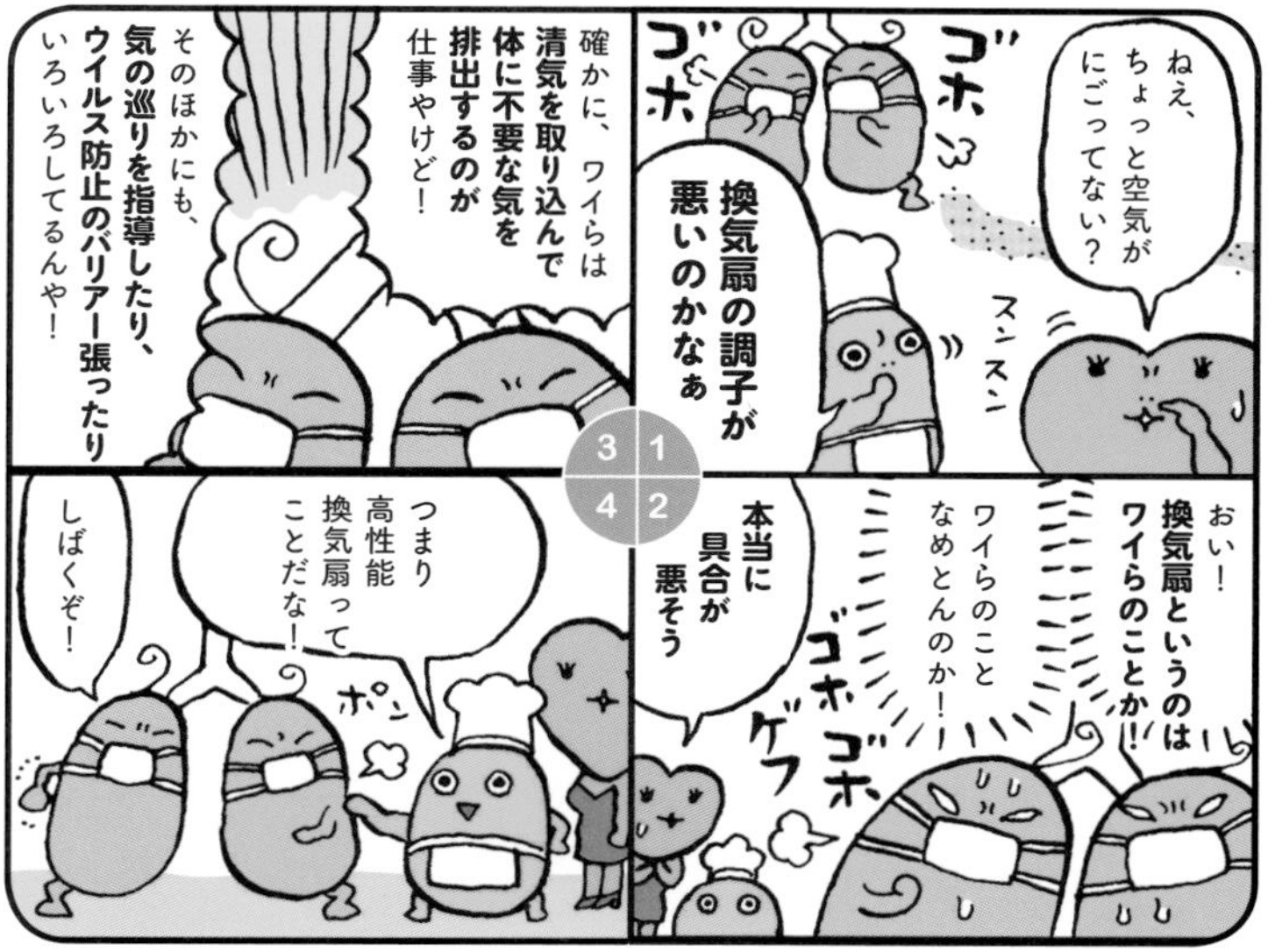
ねえ、ちょっと空気がにごってない？
ゴホ
ゴホ
スンスン
換気扇の調子が悪いのかなぁ
おい！換気扇というのはワイらのことか!!
ワイらのことなめとんのか！
ゴホゴホ
ゲフ
本当に具合が悪そう
確かに、ワイらは清気を取り込んで体に不要な気を排出するのが仕事やけど！
そのほかにも、気の巡りを指導したり、ウイルス防止のバリアー張ったりいろいろしてるんや！
つまり高性能換気扇ってことだな！
ポン
しばくぞ！

全身の代謝と体の防衛

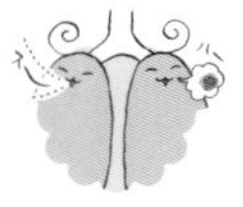

新鮮な気と濁気《だくき》を取り換える

肺は気の交換と循環を担います。息を吸うことで新しい空気を取り入れ、体内の濁気（汚れた気）を排出します。

全身の気の流れは、肺が呼吸を行うことでコントロールされ、体内を規則正しく循環することができます。

また、水分代謝としての役割も持ち、不要な水分を汗として排出させたり、膀胱に送ったりし、尿として排泄させます。

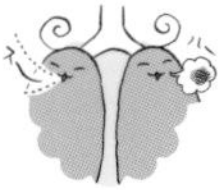

肺で気を作り全身に巡らせる

外部から取り込んだ新しい空気を「清気《せいき》」といい、肺の中で脾で作られた「水穀の精微」と結合して「気」となります。この気のことを「宗気《そうき》」といいます。

呼吸、心臓の拍動など各種機能に関わる気で、気や血が体内を循環することができるのも、この宗気のおかげです。

宗気が不足すると呼吸が浅く短くなるほか、声音が低く弱々しくなります。悪化すると血の巡りが悪くなり、体に力が入らないという症状も現れます。

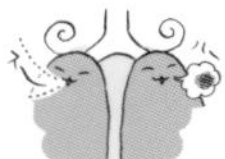

気の力で免疫機能を高める

肺の大きな役割として免疫機能があります。中医学では、体にとって不要なものを「邪気《じゃき》」と呼びます。邪気はウイルスや病原体、暑さや寒さ、湿気、体内にこびりついた老廃物、ストレスにより生まれる病理産物などを指し、病気の原因となります。そして、外部から侵入してくる邪気のことを「外邪《がいじゃ》」といい、気にはこの外邪が体内に侵入するのを防ぐ作用があると考えられています。

肺の呼吸によって気を全身の体表に行き渡らせることで、バリアーを作るのです。

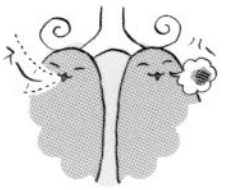

皮膚を潤し 毛穴を開く

肺は鼻やのど、皮膚、体毛とも大きな関わりがあります。肺の呼吸によって栄養物質を体表に運搬することで、皮膚に潤いやハリ、ツヤを与えてくれるのです。

そのほか、毛穴の開閉をコントロールして発汗を調整したり、体内の濁気を放出したりします。このときに、体表に気を巡らして、保護し、外邪の侵入を防ぐことで免疫力を高めます。

また、病気や不調の原因となる外邪（寒暖差の影響やウイルスなど）は、鼻やのどの呼吸器や体表から侵入するとされています。中医学では、肺はこの外邪の侵入を防ぐはたらきを持っていると考えられているのです。

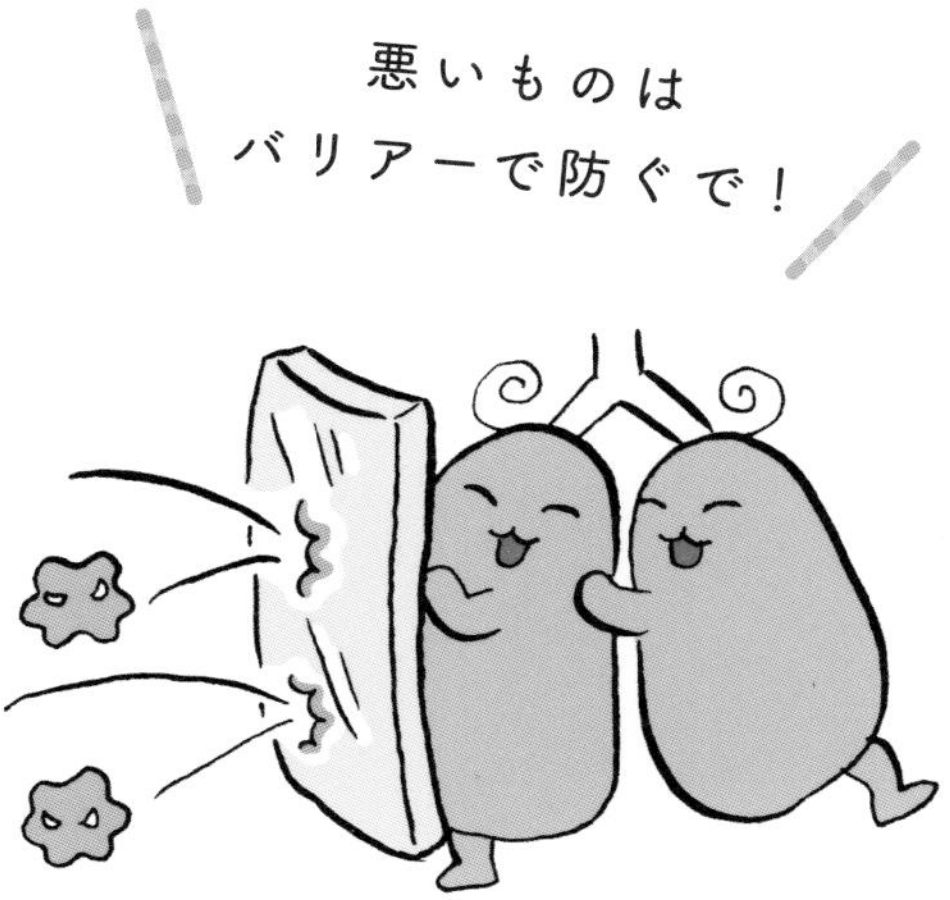

肺の不調で免疫力が低下する

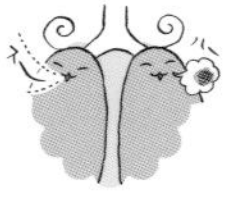

邪気が侵入して体調を崩す

中医学では、体が持つ免疫力のことを「正《せい》気《き》」と呼びます。正気が十分で、邪気の強さを上回っていれば体は健康な状態ですが、「正気」が弱っていたり、「外邪」が強すぎたりする場合には不調が起きます。

肺の機能が弱ると外邪への抵抗力が低下し、気温差や気圧変化、湿気、乾燥などの邪気の影響を受けやすくなり、ちょっとしたことで体調を崩してしまうのです。

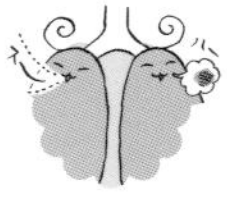

乾燥が肺の天敵 秋冬には要注意

肺は乾燥に弱い臓です。中医学では、乾燥に関連する邪気のことを「燥《そう》邪《じゃ》」と呼び、体内に侵入して肺を傷つけるとされます。

肺の機能が低下すると呼吸が浅くなり、免疫力が低下。鼻やのどの炎症や、から咳などの症状や、毛穴の開閉がうまくできず皮膚が乾燥してカサカサする、気や津液の循環が滞り、むくみや尿量が減少するなどの症状が現れます。特に秋の終わりから冬にかけて空気が乾燥する時期は、この燥邪が肺に入りやすくなるため注意が必要です。

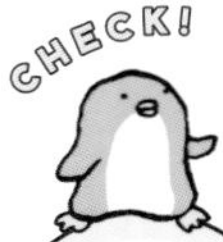

肺のトラブルチェック表

体のサイン

- □ 息切れ
- □ 呼吸が浅い
- □ 咳が出る
- □ 鼻水や鼻づまり
- □ 痰
- □ のどの炎症
- □ 肌の乾燥
- □ 尿の減少
- □ 汗の減少
- □ 顔のむくみ
- □ 鼻炎
- □ 声のかすれ

[外邪の種類と症状]

風《ふう》邪《じゃ》	頭痛、発熱、悪寒、鼻づまり、めまい、痙攣	燥《そう》邪《じゃ》	鼻・口・のどの乾燥、皮膚のかさつき、咳
暑《しょ》邪《じゃ》	発熱、顔が赤い、多汗、のどの乾燥	寒《かん》邪《じゃ》	寒気、手足の冷え、下痢、疼痛
湿《しつ》邪《じゃ》	重だるい、むくみ、湿疹、関節の痛み	火《か》邪《じゃ》(熱邪)	高熱、目の充血、出血

乾いた肺に少しの辛味

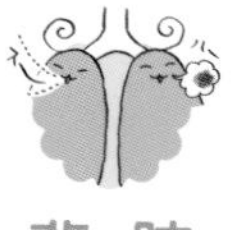

肺を弱らせる乾燥と悲しみ、憂いの感情

肺の機能を保つためには、加湿器などで部屋の乾燥を阻止したり、体内の潤いを保つようにしたりすることが大切です。

また、肺は「悲しみ」「憂い」の感情によって「気」を失い、弱ってしまうとされています。

そのため強く悲しんだり、落ち込んだりすると、呼吸が浅くなって、肺の機能が衰え、疲れやすくなったり、体の潤いを失ったりしてしまうのです。

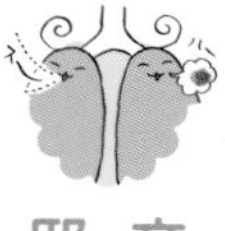

辛味の効果で邪気を発散する

辛味の食べ物には、体表の邪気を発散し、肺のはたらきを助ける作用があります。

ぞくぞくと悪寒が強いかぜのひきはじめにはねぎ、しょうが、しそなどを食事に取り入れるとよいでしょう。また、熱がひどく、悪寒が少ないかぜの場合にはミント、くず、桑の葉茶などが効果的です。

一方で辛味は胃腸を強く刺激するため、摂りすぎには注意が必要です。

また、乾いた肺を潤すために、なしやみかんなどの果物もおすすめです。

肺 を助ける薬膳

おすすめの食材

- アーモンド　肺を潤し、咳を止める。痰やイライラを取り除く。便秘解消にも効果的。
- ズッキーニ　余分な熱を取り除き、津液を生み出す。肺を潤し、尿のトラブルを解消する。
- バナナ　余分な熱を取り除き、肺を潤す。熱が体にこもったタイプの便秘解消によい。解毒作用も。

そのほかの食材

きび、やまいも、ぎんなん、松の実、落花生、あさつき、春菊、白きくらげ、百合根、いちじく、柿、なし、みかん、チーズなど

辛味

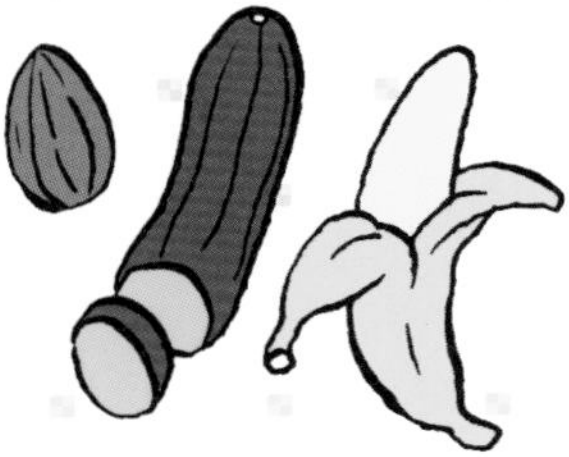

辛味は肺にはたらきかけ、動きを促進させる味。発汗作用を促すほか、気と血を巡らせる。また、毛穴を開き、汗や邪気などの体に不要なものを体の外に発散する効果がある。辛味を入れすぎると乾燥につながるため、ほどほどに摂取するようにしよう。

このレシピもおすすめ
► 陰液を作る薬膳
⇒P121

腎《じん》

生殖と成長の源
「精」の貯蔵庫。
発育や老化を調整する。

生殖と成長の源
「精」の番人

役割
- 「精」の貯蔵
- 成長のコントロール
- 水分代謝
- 深呼吸の補佐

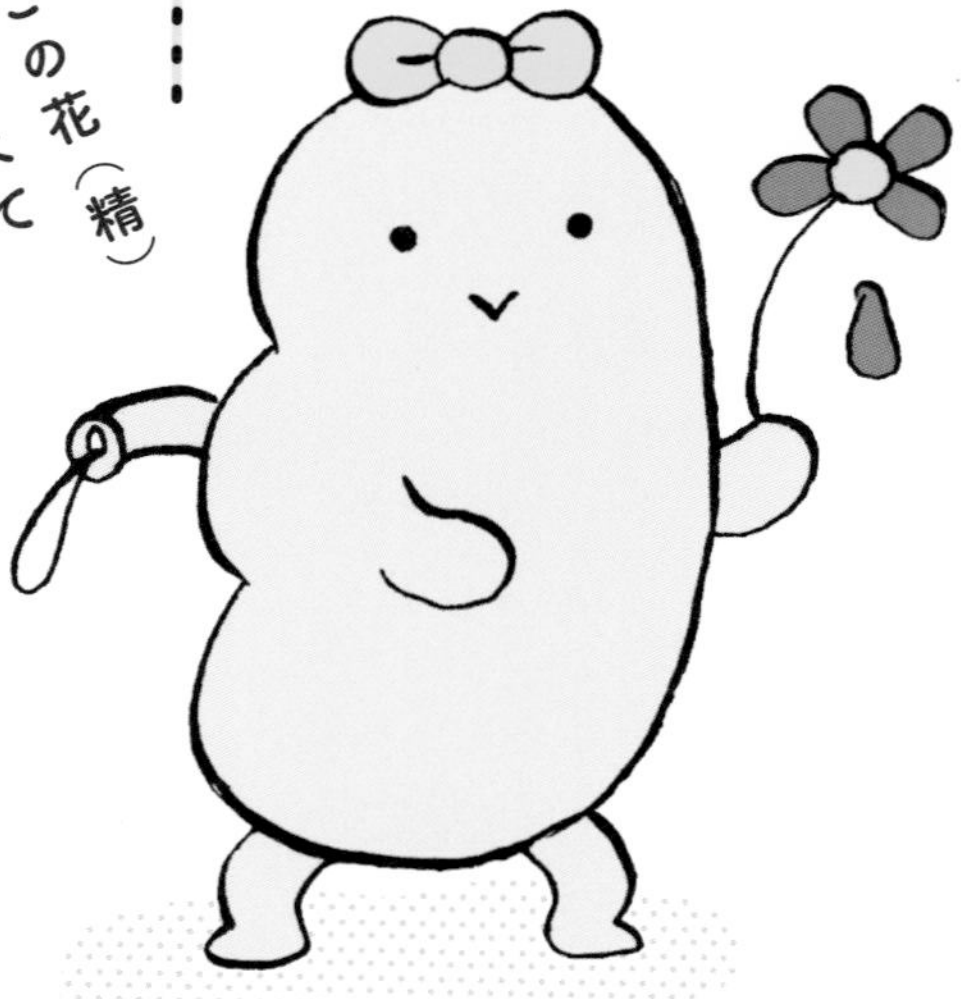

関係する部位 ・耳 ・尿口 ・肛門 ・骨 ・髪

五味 鹹味　感情 恐怖、驚き

弱点 ・冷え ・寒さ ・冬の時期

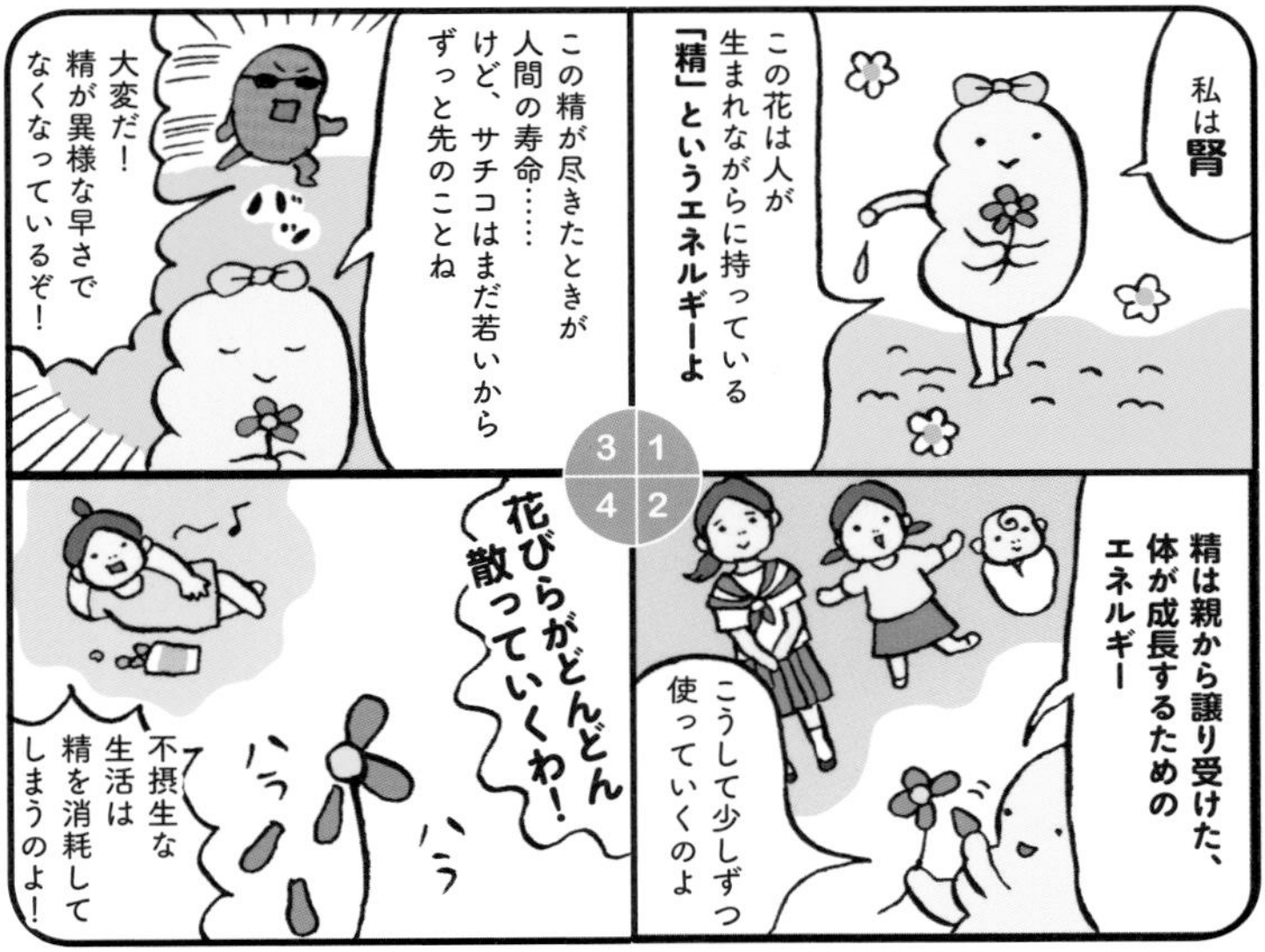
私は腎
この花は人が生まれながらに持っている「精」というエネルギーよ
精は親から譲り受けた、体が成長するためのエネルギー
こうして少しずつ使っていくのよ
この精が尽きたときが人間の寿命……けど、サチコはまだ若いからずっと先のことね
バッ
大変だ！精が異様な早さでなくなっているぞ！
～♪
花びらがどんどん散っていくわ！
ハラ
ハラ
不摂生な生活は精を消耗してしまうのよ！

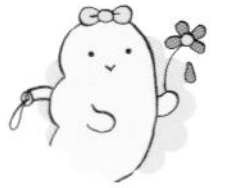

「精」を蓄え「水」をまとめる

成長や生殖に関わるエネルギーの「精」

腎は体の成長や発育、老化、生殖に関係する「精《せい》」を貯蓄する臓です。

精とは生命力、生命活動の源となるものです。精には生まれたときに両親から受け継ぐ「先天の精」と、食べ物や空気から作り出す「後天の精」があり、両方で普段体を動かすために使う生命エネルギー（気）となります。

このふたつが合わさって腎に蓄えられており、その蓄えられた精を腎精と呼びます。

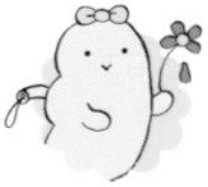

先天の精は補充ができない有限のエネルギー

「後天の精」は日々の生命活動や運動によって消費され、食べ物の栄養や呼吸などを素材にして体内で新しく作り出され、補充されます。

そして、腎精は「先天の精」とともに補充されます。しかし、成長や生殖で消耗され、加齢によって減少してしまいます。過度な活動などで精の消耗が多く、後天の精の補充が少ないと、老化が早まってしまうのです。

そして、精が完全に枯渇することは寿命、すなわち死を意味します。精とそれを蓄える腎は、人間の体にとって、非常に重要な存在なのです。

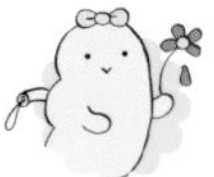

水分代謝をまとめて呼吸を助ける

腎は脾と肺を統括し、水分代謝のコントロールを担っています。体内を巡った水分は、腎に送られて津液として再吸収されるものと、尿として排泄されるものに分けられます。水分代謝と排尿が滞りなく行われるのは、腎の正常なはたらきによるのです。

また、腎は呼吸にも深く関わります。肺から取り入れた空気は、腎へと送られます。腎には気を受け止める機能があり、そのおかげで呼吸が浅くならず、一定の深さを保つことができるのです。

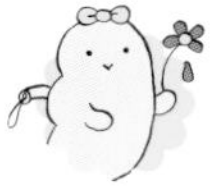

体を成長させて歯や髪を作る

腎と深く関わるところとして、髪や骨、歯、耳、足腰、脳などが挙げられます。

加齢によって腎に蓄えられていた精が少なくなると、白髪や抜け毛、聴力の衰えなどの老化現象が起こります。

骨は精から作られると考えられており、十分な発育や成長にも関わるとされています。また、中医学では「歯は骨の余り」とされ、歯も同様に考えられています。

そのほか生殖器や生殖機能にも関わっており、蓄えられた精が消耗すると、不妊や精力減退、生殖機能の不能などのトラブルが起こります。

また、精が不足すると、動作が緩慢になる、足腰に力が入らない、めまい、物忘れなどの症状が現れます。

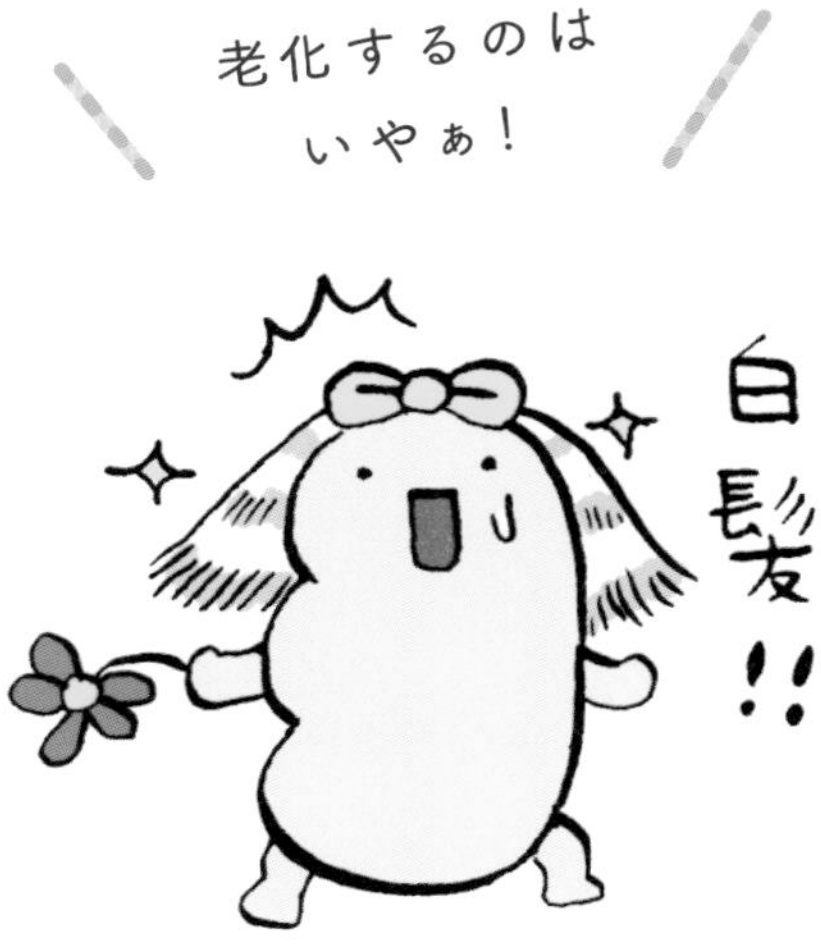

腎の不調が老化を促進する

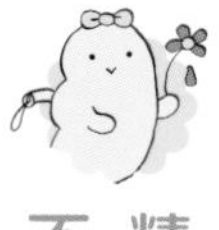

精が不足すると不妊の原因になる

腎にトラブルが起きたり、蓄えていた「精」が著しく不足したりすると、生殖機能に悪影響を与えます。

女性の場合は経血量が少ない、月経不順、無月経など、男性の場合は遺精、精液量が少ないなどの症状が起き、男女ともに不妊にも関わります。

また、腎の陰液が不足すると、発熱やのぼせ、めまい、不眠、寝汗などが起こります。

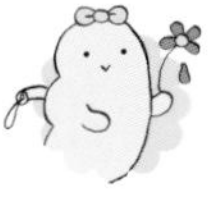

精の無駄遣いが老化を早める

腎の不調の主な原因は、生まれつき「精」が少ない先天性のものと、加齢によって「精」を失う後天的なものがあります。

親から受け継いだ先天性の「精」が少ないと、発育不良の原因となることがあります。

腎に蓄えられた精は成長の過程で使用されるほか、ストレス、過労、睡眠不足、栄養不足、慢性的な病気、過度な性交渉などでも消耗します。すると、必要以上に精が失われ、老化が早まってしまうのです。

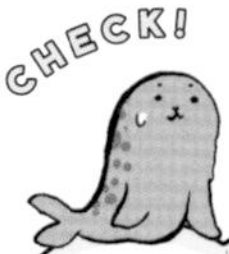

腎のトラブルチェック表

体のサイン

- [ ] 発育不全
- [ ] 足のむくみ
- [ ] 足腰の疲労感
- [ ] 頻尿
- [ ] 抜け毛や白髪
- [ ] 尿もれ
- [ ] 耳鳴り
- [ ] 聴力の低下
- [ ] 精力減退
- [ ] 骨がもろい
- [ ] 遺精
- [ ] 不妊
- [ ] インポテンツ

こころのサイン

- [ ] 物忘れが激しい
- [ ] 精神が不安定

腎を補強して老化を防ぐ

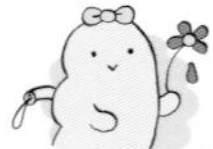

冷えと恐怖、驚きが腎の天敵

冷えや暴飲暴食、塩分過多、過労、乱れた性生活などは腎に負担をかけ、不調の原因となります。さらに、腎は「恐れ」「驚き」の感情に弱く、極度の恐怖を感じたり、そうした環境に長くいたりすると、疲弊します。

先天の精は補充できませんが、後天の精が絶えず補充され、相互に滋養して協力することができます。先天性の精不足による発育不良も後天の精で補うことで解消できます。

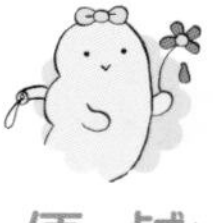

鹹《かん》味《み》と黒い食べもので便秘解消

中医学では、鹹味《かんみ》（塩辛い味）の性質の食べ物が腎のはたらきを助けるとされています。

また、黒色の食べ物は腎によいといわれており、黒米、黒豆、黒ごま、ひじきやこんぶなどの海藻類がおすすめです。これらは便を軟らかくし排泄を促してくれます。しかし、摂取しすぎると逆に腎に負担がかかってしまうので注意が必要です。

手足の冷えがある場合は、体を温める作用のあるクルミやシナモン、エビ、羊肉を摂るのもおすすめです。

腎を助ける薬膳

おすすめの食材

- **枝豆** 腎を補ったり、脾の健康を助けたりする。むくみやだるさ、二日酔いにも効果的。
- **ごぼう** 腎を補う。便秘を解消したり、体の余分な熱を取り除いたりする。
- **うなぎ** 腎と肝を補助し、気血を補う。血の巡りをよくしたり、体力の低下を防いだりする。

そのほかの食材

黒米、小麦、やまいも、カシューナッツ、黒ごま、くるみ、栗、黒豆、カリフラワー、キャベツ、桑の実（マルベリー）、プルーン、ぶどう、ブルーベリー、クコの実、えび、貝柱、ししゃも、すずき、すっぽん、鶏肉、豚肉など

鹹味

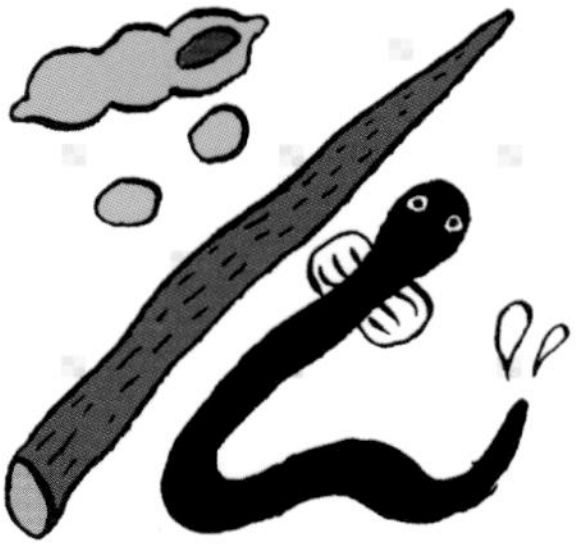

鹹味は腎にはたらきかけ、動きを促進させる味。塩辛い味を意味する。硬いものを軟らかくしたり、かたまりをほぐして散らしたりする作用がある。便秘やむくみの解消によい。過剰に摂取すると逆に腎を弱らせてしまったり、高血圧になったりするので注意が必要。

このレシピもおすすめ
► 血を作る薬膳⇒P115
► 陰液を作る薬膳⇒P121
► 寒を温める薬膳⇒P147

臓を助ける6つの内臓

ROPPU《ロップ》 = 6《シックス》

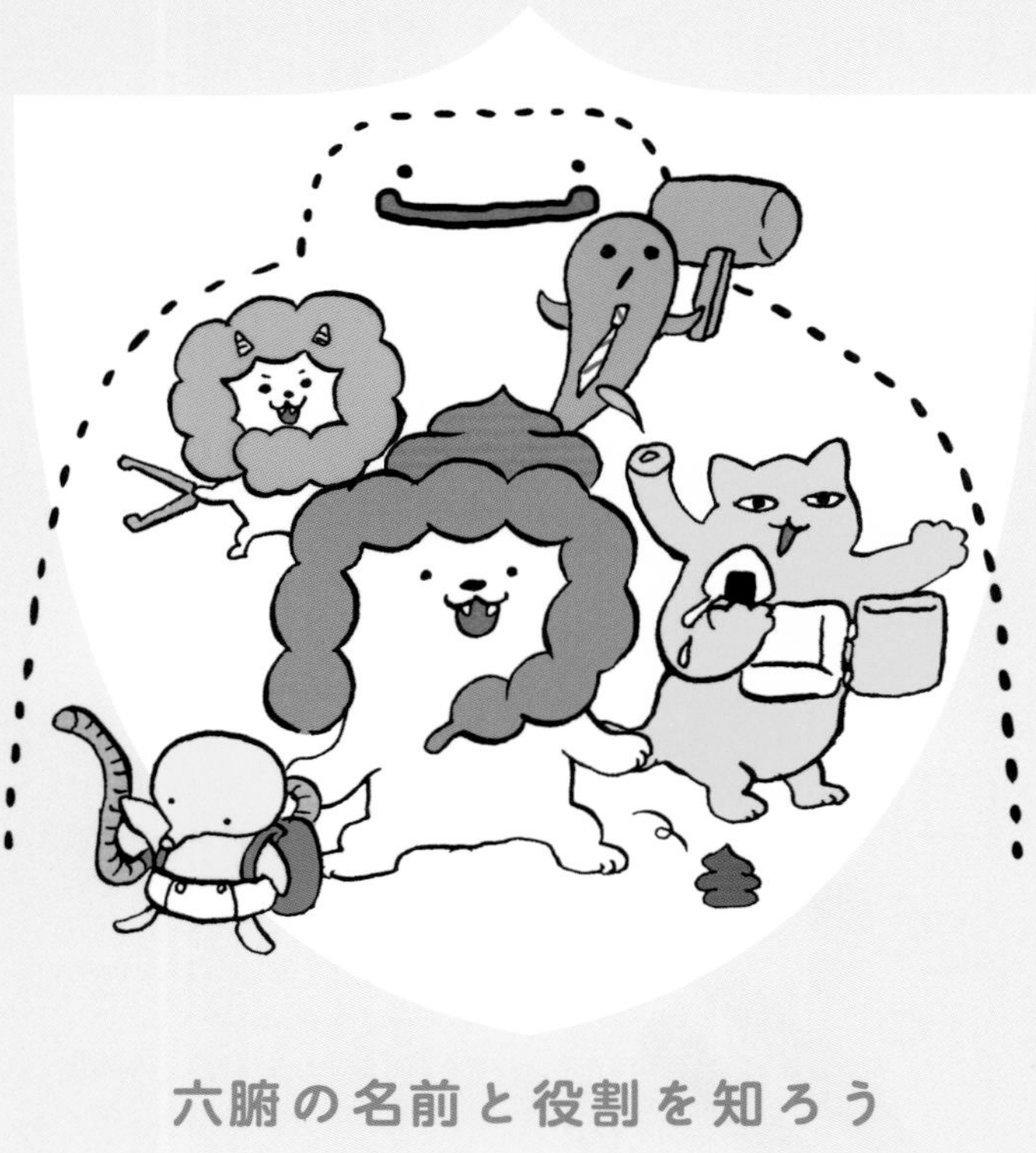

六腑の名前と役割を知ろう

「六腑」は中医学で中が空洞の管状の内臓。
五臓とは裏表の関係でサポートをする。

六臓のプロフィール

胆《たん》

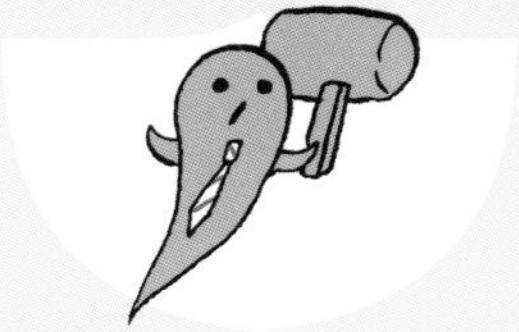

肝が作った胆汁を貯蔵する。
決断力を高める仕事もある。

小腸《しょうちょう》

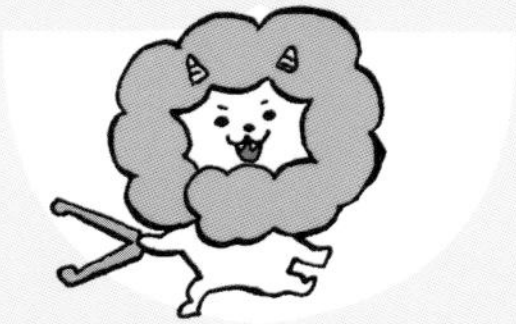

胃の消化物をさらに消化と分別をする仕事。心とは少し深い仲。

胃《い》

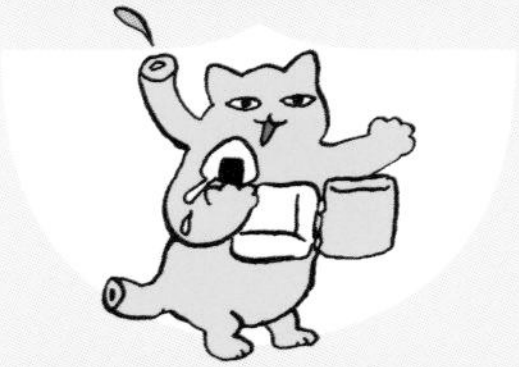

飲食物を消化する仕事。
脾と一緒に水穀の精微を管理する。

大腸《だいちょう》

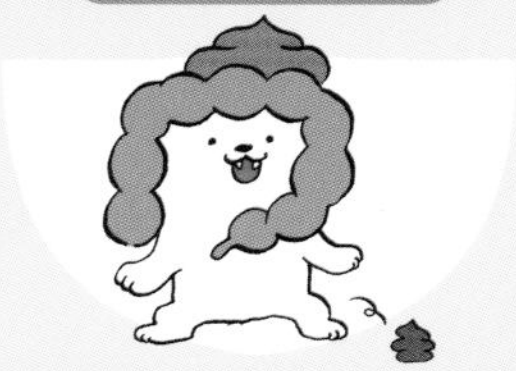

飲食物のカスから便を作る仕事。
肺に仕事を手伝ってもらっている。

膀胱《ぼうこう》

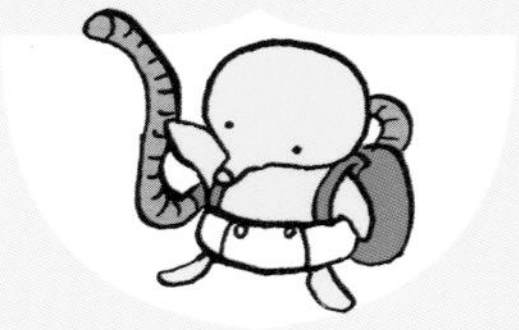

腎が不要な水分から作る
尿を貯め排泄する仕事。

三焦《さんしょう》

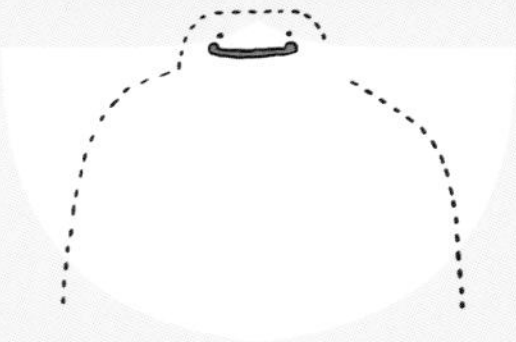

存在しない幻の内臓。
「無形の器官」というあだ名を持つ。

ROPPU-6

胆《たん》

肝で作られた胆汁を貯蔵し、消化器官に分泌する。

胆汁を貯蔵する
肝のサポーター!!

役割
- 「胆汁」の貯蔵
- 決断力を高める
- ストレスを抑える

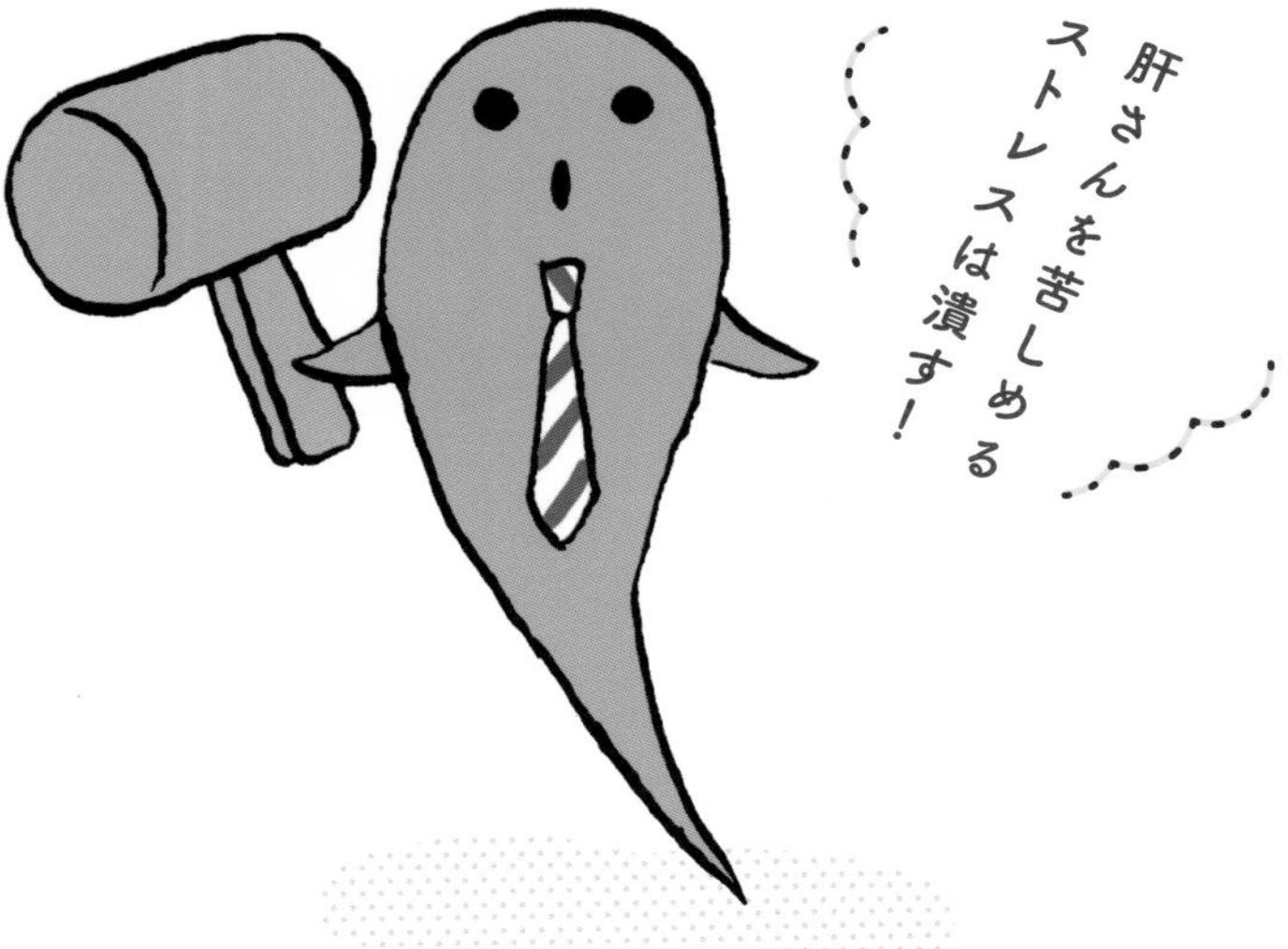

関係する部位 | •胆のう

対応する臓 | 肝

弱点 | •肝の不調

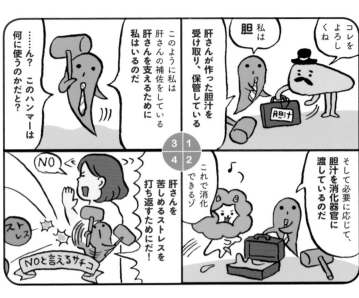

消化と決断力を助ける

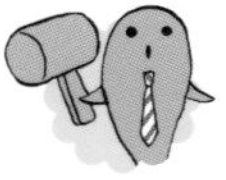

胆汁《たんじゅう》を分泌して消化吸収を促す

胆は肝と対になる腑で、肝で作られた胆汁を貯蔵し、分泌する機能があります。

胆汁は苦味のある緑色の液体で、脂質（コレステロールを含む）を溶かす効果があります。

食事をすると、胆に貯蔵されていた胆汁が消化器官に分泌され、食べ物の消化吸収を助けてくれるのです。

また胆汁には、体内の老廃物や不要物を体外に排出させる作用もあります。

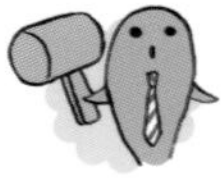

肝が不調だと胆汁が逆上する

胆のはたらきは、肝が気の流れをコントロールする「疏泄《そせつ》」という作用によって正常に機能しています。

そのため、肝と胆は密接に関わっており、肝が正常にはたらかないと、胆もその影響を受け、動作不良を引き起こしてしまうのです。

疏泄作用がうまくいかないと、胆に貯蔵している胆汁が不足したりするほか、胆汁が逆上して上部にあふれたりします。すると、消化不良や口の苦味、黄疸《おうだん》などの症状が現れることがあるのです。

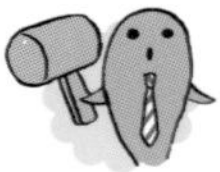

ストレスフリーのコツは決断力にある

中医学では「肝が巡らした考えを胆が決断する」といわれており、胆は「物事を判断し、決断を下す」役割があると考えられています。

胆の気が旺盛であれば、五臓六腑の気も充実して、精神が安定します。すると、勇気や度胸が生まれ、決断力を発揮することができるようになります。

また、ストレスを感じるような出来事があっても耐えることができ、その原因となる不快な刺激をシャットダウンする勇気を持つことができます。

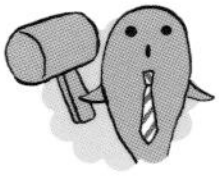

肝を整えることで胆を守る

胆の気が不足し、五臓六腑の気が不十分な状態が長引くと、おどおどした態度になって決断力が鈍ります。すると、ちょっとした出来事でも強いストレスを感じやすくなってしまうのです。

胆の対となる肝は特にストレスの影響を受けやすい臓です。胆が弱ることで肝がダメージを受けると、胆もまたその影響を受け、さらに弱ってしまいます。

胆を守るためにはまず、肝がしっかりとはたらける環境を整えることが大切です。

胆のトラブルチェック表

体のサイン

- □ 口が苦い
- □ 食欲低下
- □ 不眠
- □ おどおどする
- □ 消化不良
- □ 下痢

小腸《しょうちょう》

胃から送られた消化物から、栄養素とカスを分別する。

栄養素とカスを仕分ける**分別の鬼!!**

役割　•胃の消化物の消化　•栄養素とカスの仕分け

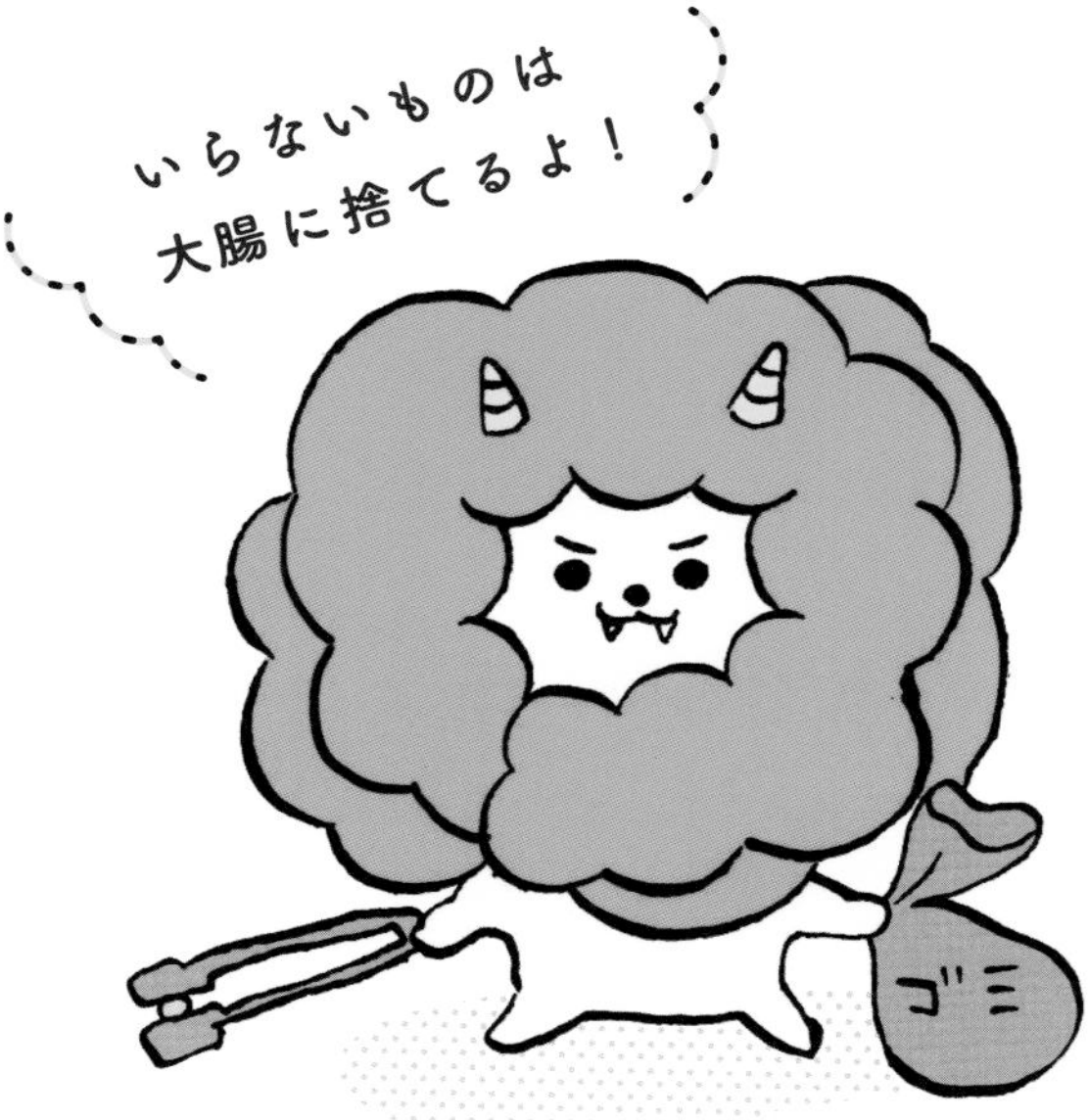

関係する部位 | •小腸

対応する臓 | 心

弱点 | •心の不調

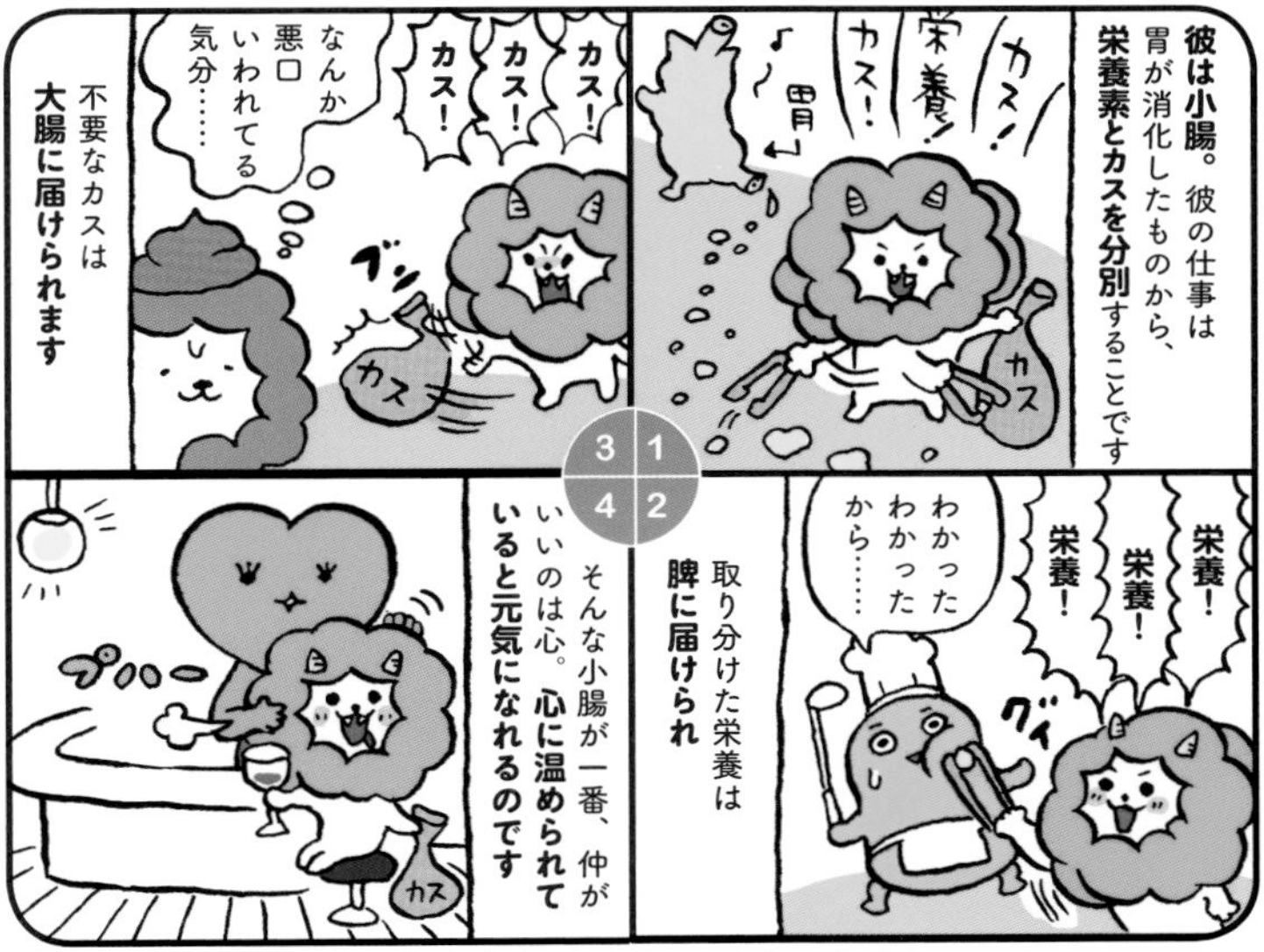
彼は小腸。彼の仕事は胃が消化したものから、栄養素とカスを分別することです
栄養！
カス！
カス！
胃
カス
取り分けた栄養は脾に届けられ
栄養！
栄養！
栄養！
わかった
わかった
から……
グイ
不要なカスは大腸に届けられます
カス！
カス！
カス！
なんか
悪口
いわれてる
気分……
ブン
カス
そんな小腸が一番、仲がいいのは心。心に温められているのと元気になれるのです
プハー
カス

「栄養素」と「カス」を分ける

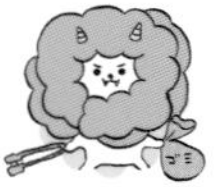

ドロドロ消化物をさらに消化する

小腸は心と対になる腑です。中医学では長い管状の器官で、胃と大腸につながっているとされています。

胃でドロドロに消化された食べ物を一時的に受け入れ、さらに消化することで体に必要な栄養素と不要なカスとに分別するのが仕事です。消化物から抜き取った栄養素は気、血、津液のもととなる「水穀《すいこく》の精微《せいび》」になり、脾に届けられます。

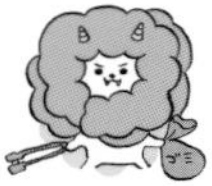

搾りカスを大腸に送る

小腸で栄養素と分けられたカスは、さらに体にとって不要な水分と分離されると、固形のカスとして大腸に送られて便になります。そして、分離された水分は腎へと送られて尿になります。

小腸に不調が起こると、この分別が正しく行うことができません。そのため、水分過多の下痢になります。また、小腸の下に降ろすはたらきがうまくいかなくなると便秘になったりしてしまいます。

そのほか、おなかの張りや尿の濁り、排尿時の痛みなどの症状が現れます。

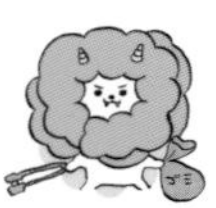

心の機能で小腸を温める

中医学では、小腸は「経《けい》絡《らく》」と呼ばれる血と気が通る道を通じて、五臓の心と密接に関係していると考えられています。

心には経絡を通じて小腸に熱を送って温めるはたらきがあります。この機能によって温められた小腸が正常にはたらき、消化物から栄養素と不要なカスに分別することができるのです。

※経絡……血と気の通り道のこと。体を縦に通る「経脈《けいみゃく》」と、枝分かれする「絡脈《らくみゃく》」を指す。

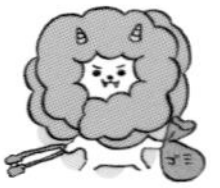

心の熱が強すぎると小腸を傷つける

小腸と心はお互いに影響し合っているため、どちらかが不調になった場合には、もう片方もダメージを受けてしまうことがあります。

例えば、心が異様に熱を帯びてしまった状態では、経絡を通じて小腸にもその熱が移ってしまいます。すると、小腸の熱がさらに膀胱へと移り、尿量が減る、排尿痛、血尿などの症状が現れます。反対に小腸の異様な熱が心に昇ってしまうと、舌の先が赤く痛んだり、口内炎を引き起こしたりします。

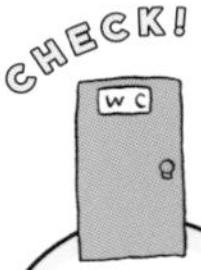

小腸のトラブルチェック表

体のサイン

- □ 腹痛
- □ おなかが張る
- □ 嘔吐
- □ 下痢
- □ 尿の濁り
- □ 排尿時の痛み
- □ 便秘

胃《い》

口から取り入れた食べ物を受け入れ、消化する。

食べ物を溶かすドロドロ製造者!!

役割 •食べ物の消化 •消化物の下降

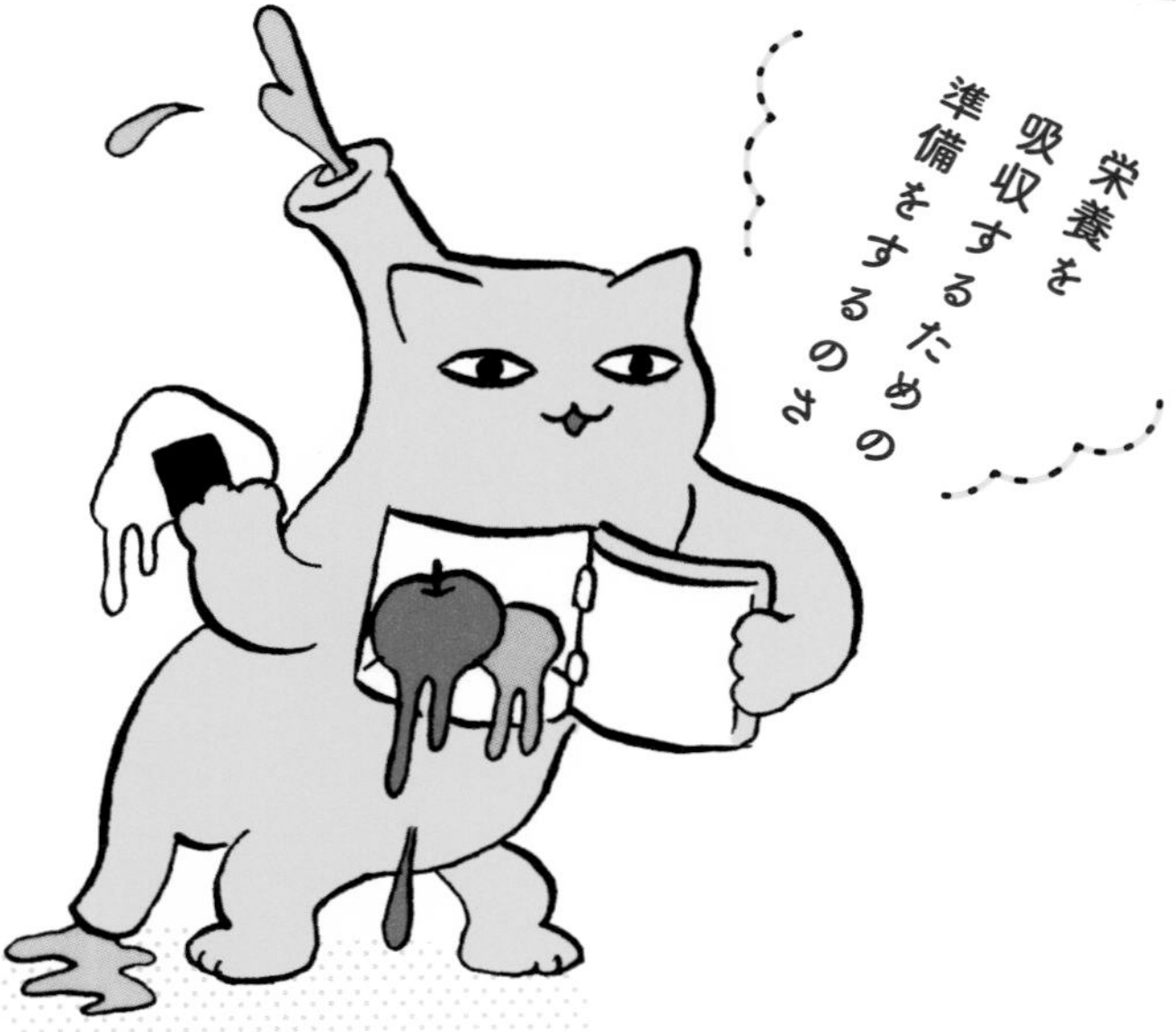

関係する部位 •胃

対応する臓 脾

弱点 •脾の不調 •暴飲暴食

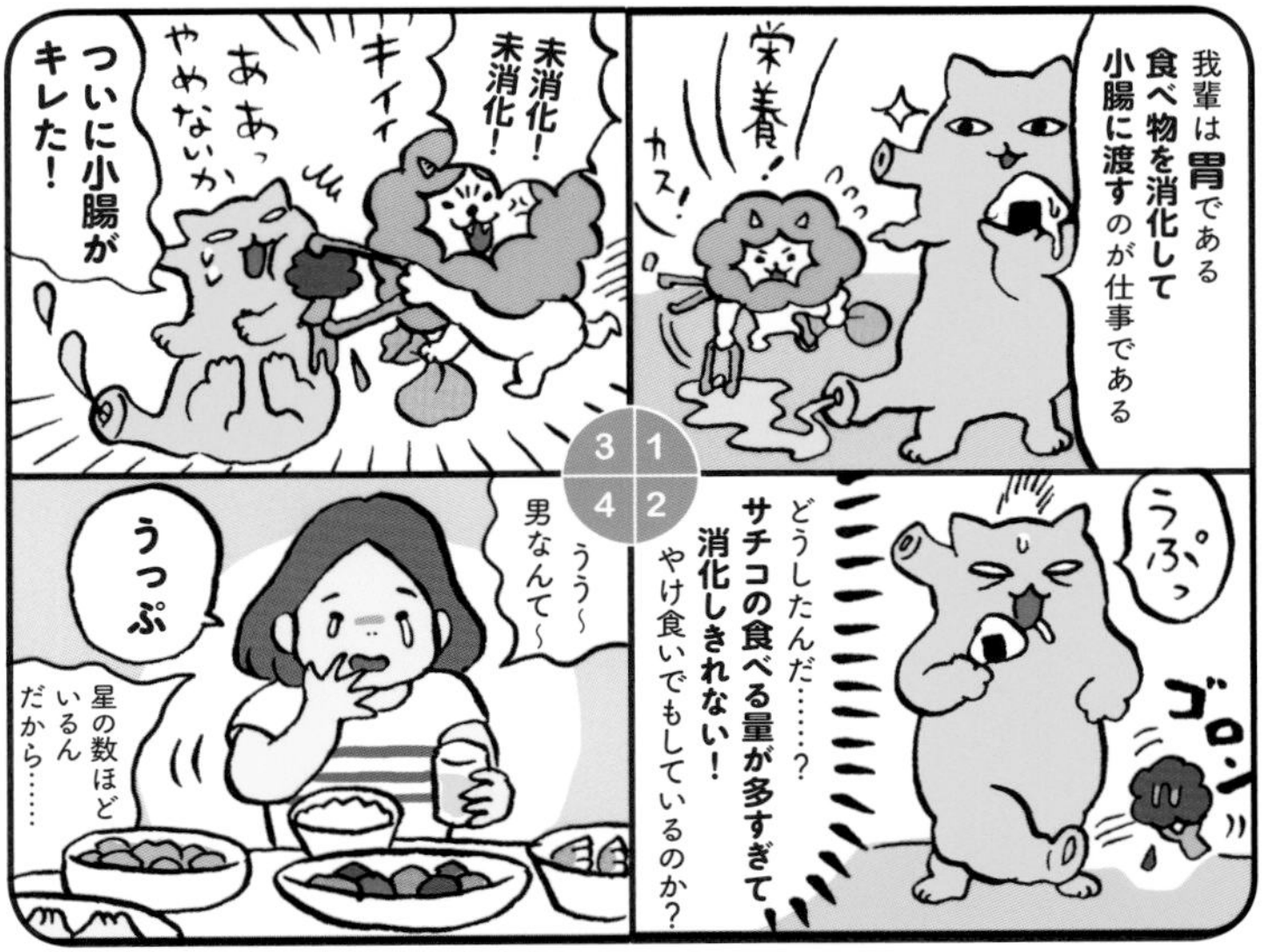
我輩は胃である
食べ物を消化して小腸に渡すのが仕事である
栄養！
カス！
うぷっ
ゴロン！
どうしたんだ……？
サチコの食べる量が多すぎて消化しきれない！
やけ食いでもしているのか？
未消化！未消化！
キイイ
ああっやめないか
ついに小腸がキレた！
うう〜男なんて〜
うっぷ
星の数ほどいるんだから……

食べ物を消化して下降させる

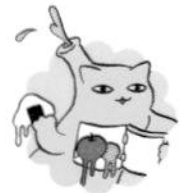

飲食物を消化する最初の器官

胃は西洋医学と同じように、口から取り込んだ飲食物を受け入れて消化し、小腸に送る役割を持つ内臓です。

脾と対になる腑で、このふたつを合わせた「脾胃《ひい》」という言葉で、消化器系全般を意味します。

食べた飲食物は口の中で唾液と一緒に咀嚼《そしゃく》され、食道を通って送られた胃の中で消化され、ドロドロの粥状になります。

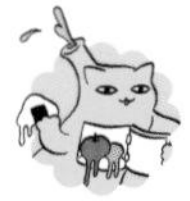

胃のトラブルは小腸に負担をかける

食べた物をしっかりと歯で噛まなかったり、暴飲暴食をしたりすると、胃の処理能力をオーバーしてしまい、消化不良や胸やけを起こしてしまいます。

胃での消化が不十分なまま小腸に送られると、小腸の消化機能にも負担がかかり、消化器系全般に影響してしまうこともあります。

また、強い緊張や不安などから生まれるストレスや精神的な負担、冷たい飲食物の過剰な摂取などは、胃にダメージを与え、胃痛を引き起こす原因になります。

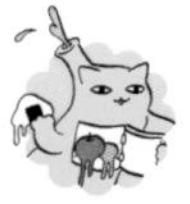

正常な胃は物質を上から下に送る

胃のもうひとつの特徴として、体の上部から降りてきたものを下部に送る生理機能があります。胃で消化したものを小腸に送るのも、この機能です。

中医学ではこの機能を「降濁《こうだく》」といい、降濁がうまくできなくなると、消化物をスムーズに下部に送ることができず、胃もたれや吐き気を催します。

また、本来なら下降するはずの胃の気が上逆してしまった場合には、ゲップやしゃっくりなどが起こります。

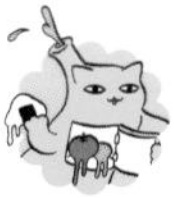

脾と胃は二人三脚の仲

胃は食べ物を体内に受け入れ、脾はその食べ物を気、津液に変換します。胃と脾は共同で消化吸収を行っており、脾が栄養素を体の上部に運び、胃は消化物を下部に降すことでバランスをとり、正常に機能します。

このように、脾胃はお互いに作用し合いながらはたらくため、脾の上昇作用がうまくいかないと、胃にも影響し、嘔吐や吐き気が起こります。反対に、胃の下降作用がうまくいかないと脾に影響し、おなかの張りや下痢などの症状を引き起こすのです。

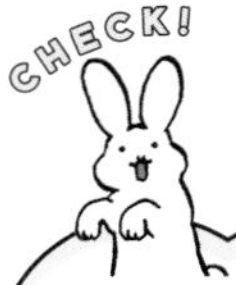

胃のトラブルチェック表

体のサイン

- □ しゃっくり
- □ 胃もたれ
- □ 胃痛や腹痛
- □ ゲップ
- □ 口臭
- □ のどの渇き

排便ならお任せ ウンチメーカー!!

役割 ●消化物の水分の再吸収 ●排便

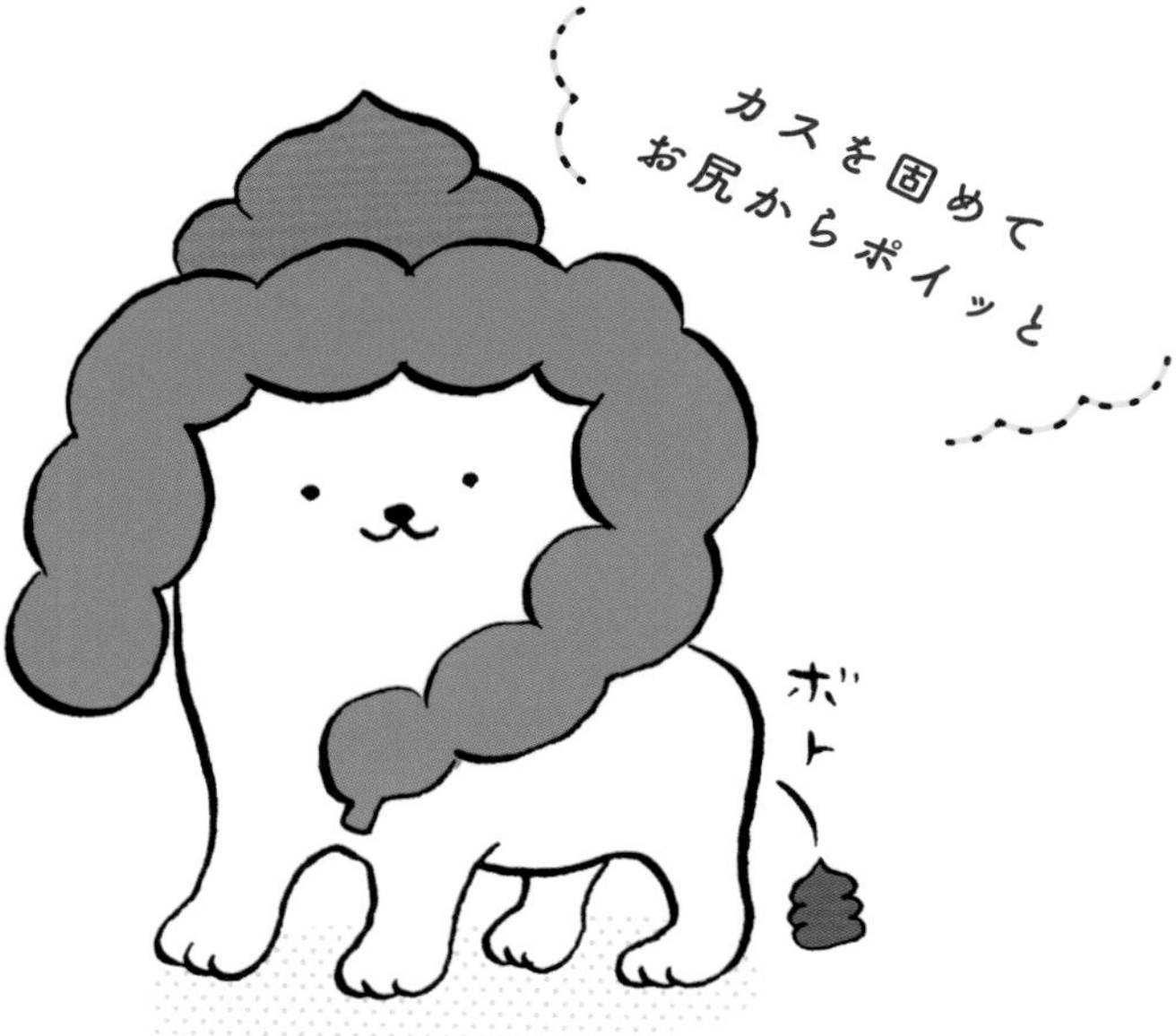

関係する部位 ●大腸 ●排泄に関する部位

対応する臓 肺

弱点 ●肺の不調

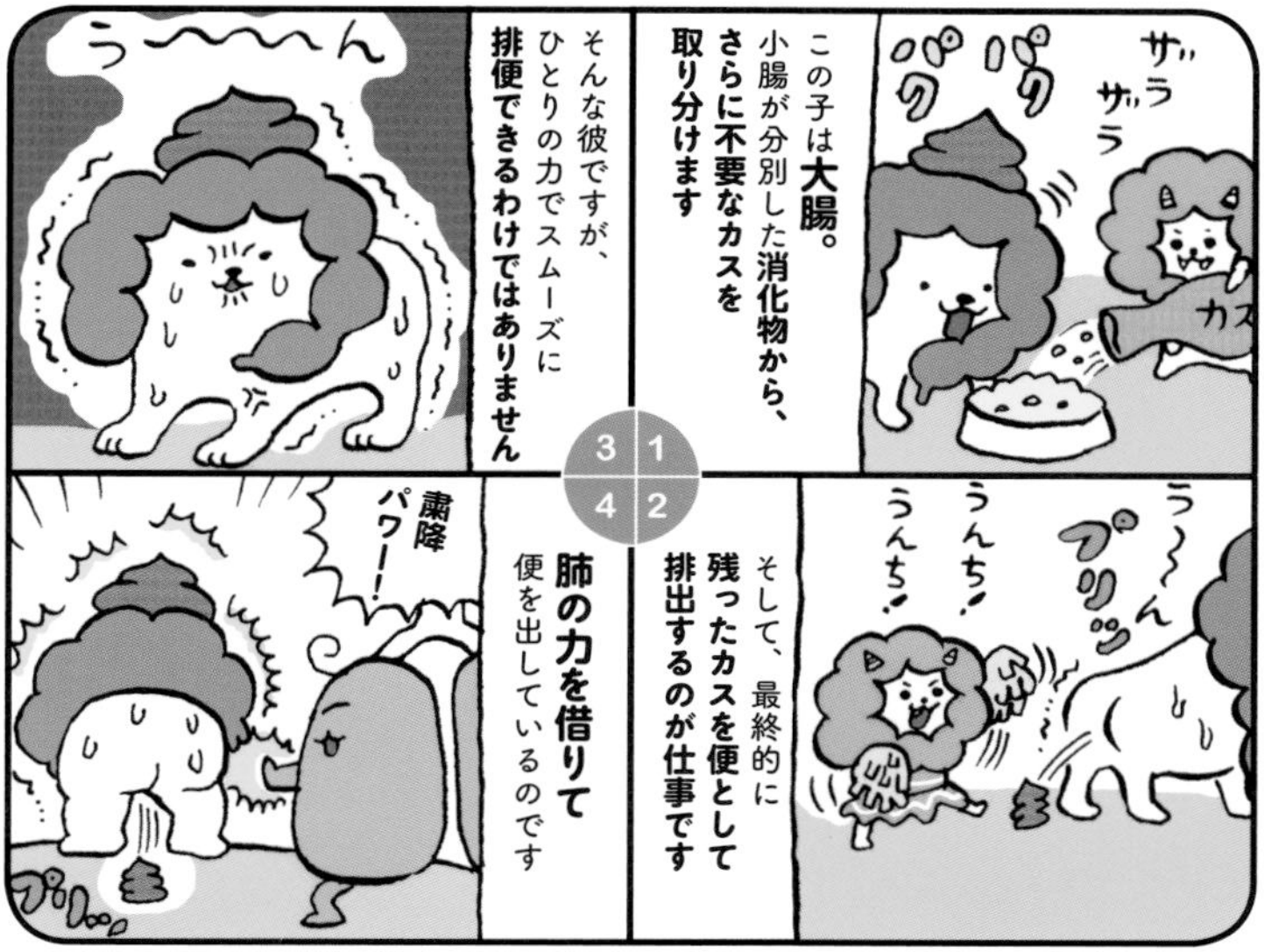
この子は大腸。
小腸が分別した消化物から、さらに不要なカスを取り分けます
ザラザラ
パクパク
カス
そして、最終的に残ったカスを便として排出するのが仕事です
う〜〜ん
プリッ
うんち！うんち！
そんな彼ですが、ひとりの力でスムーズに排便できるわけではありません
う〜〜ん
肺の力を借りて
便を出しているのです
粛降パワー！
プリッ

「排便」して体内を掃除する

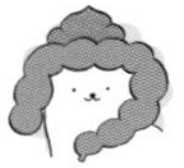

小腸のカスから便を作る

大腸は肺と対になる腑です。上部が小腸に、下部が肛門とつながっており、排便に関するはたらきを持ちます。

大腸の役目は便を作ることです。小腸から送られてきた消化物の残りカスをさらに搾り、余分な水分を再吸収します。そして、最後の残りカスで便を作り、肛門から排泄するのです。

そのため、大腸のトラブルは便通に如実に現れます。

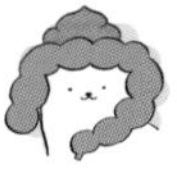

大腸の気が不足し下痢になる

気の不足などが原因で大腸に冷えの症状が現れることがあります。すると大腸の動きが停滞して腸内にある消化物のカスを肛門に送る蠕動《ぜんどう》運動が鈍り、正常な排泄ができなくなってしまいます。

また、水分の吸収がうまく行われないと、便に余分な水分が含まれたままになり、下痢や軟便になります。

そのほか、気そのものが持つ、体に必要なものを体内にキープする固摂作用が弱まり、腸内で便を保持できずに下痢や漏れなどを起こします。

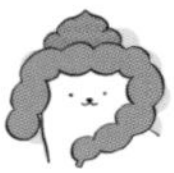

熱で津液が乾いて便秘になる

排便トラブルの原因は、大腸の冷えだけではありません。大腸に熱がこもることでも起こります。熱がこもると、大腸の津液が必要以上に消耗され、便に含まれる水分が減少してしまうのです。

すると、便が乾燥して硬くなり、便秘の原因になります。また、吐き気やのどの渇きなどの症状が現れることがあります。

大腸に熱がこもる原因として、肺にこもった熱の影響、過度な飲酒やストレス、疲労などが挙げられます。

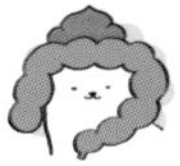

肺に助けられて便ができる

大腸は肺と対になる腑。大腸が行う排便には、肺の機能も大きく関わります。

肺には空気を吸うことで、気とともに清気や水穀の精微、水液を下降させる粛降《しゅくこう》作用があります。大腸はこの作用と、腎が持つ物質を変化させる気化作用に助けられ、カスを固めて便を作り、排泄をするのです。

肺の粛降作用が順調であれば、正しく排便を行うことができますが、肺の気が上逆したり滞ったりすると、大腸の動きも停滞してしまうのです。

CHECK!

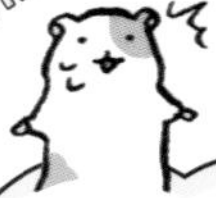

大腸のトラブルチェック表

体のサイン

- □ 下痢や軟便
- □ 便秘
- □ 排便時の不快感
- □ おなかの張り
- □ 腹痛

膀《ぼう》胱《こう》

腎で作った尿を貯め、一定の量になると排尿する。

おしっこを放水 体のクリーン業者!!

役割 ●尿の貯蓄 ●排尿

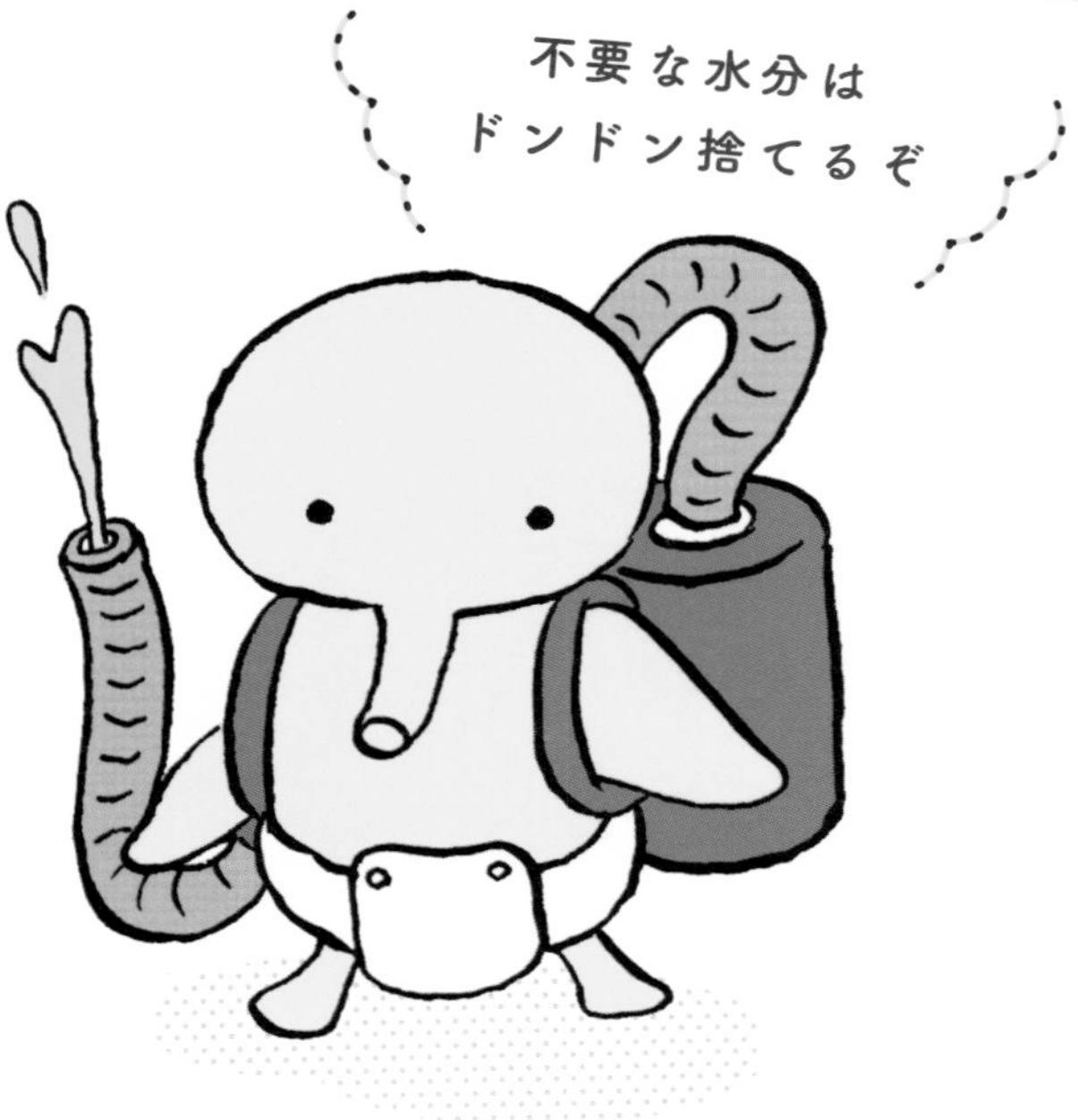

関係する部位 ●膀胱

対応する臓 腎

弱点 ●腎の不調

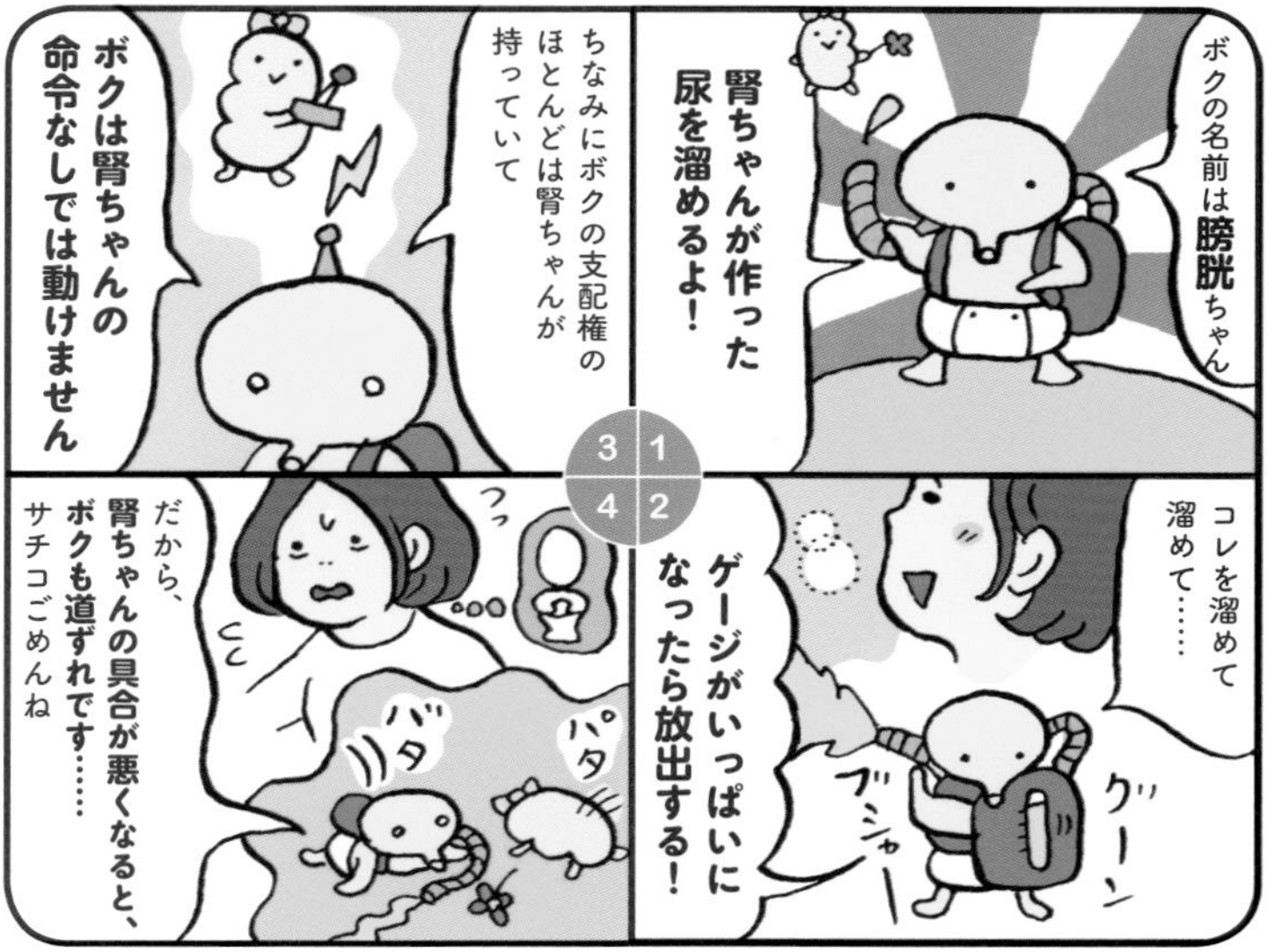

尿を貯めて排泄する

腎が作った尿を受け取る

膀胱は腎の対となる腑です。尿を貯蔵して排泄する役割を担います。

小腸で消化物から再吸収されなかった余分な水分は、腎に送られ尿に変換されます。膀胱は腎から尿を受け取って一定の量になるまで貯めます。そして、十分な量になると、体外に排泄するのです。

このように排尿は、膀胱と腎が協力して行っています。

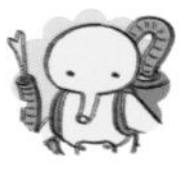

腎のトラブルが尿に現れる

尿の排泄には腎のはたらきが不可欠です。腎が不調になり、水分代謝が低下すれば、尿を作るはたらきも鈍ってしまいます。尿の量が少なくなるのはもちろん、体内に不要な水分が溜まることで、全身がむくみます。

また、腎に蓄えられている「気」が加齢などで不足すると、尿を貯めることができなくなってしまいます。すると、頻尿や尿漏れなどが起こります。

人間が年をとると、尿漏れや夜尿症を患うのはこのためです。

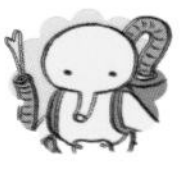

腎が膀胱を支配しコントロールする

中医学では、膀胱のはたらきのすべては腎によって管理、統率されていると考えられています。

そのため、膀胱の異変やトラブルの原因は、膀胱そのものではなく、腎の不調に起因していることが多くあります。

膀胱トラブルの症状として頻尿や多尿、失禁、排尿痛などが挙げられます。これらの症状を改善するためには、膀胱そのものではなく腎に対してケアを施し、原因を取り除く必要があるのです。

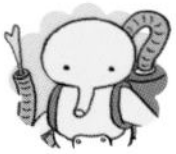

湿熱が侵入して尿道炎を起こす

膀胱そのもののトラブルの原因として、「湿《しつ》熱《ねつ》」の侵入があります。

湿熱とは中医学の概念で、津液が滞って熱を帯びたものです。細菌の感染のほか、脂っこいものや刺激物、アルコールなどの過剰摂取が原因で湿熱となるとされています。

この湿熱が膀胱に侵入すると炎症を起こし、排泄痛、残尿感、膀胱炎や尿道炎、尿管結石などを発症してしまうのです。

こうした症状のときは、腎ではなく、膀胱から湿熱を取り除く治療を行います。

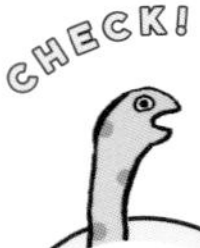

膀胱のトラブルチェック表

体のサイン

- □ 尿量の増加
- □ 尿量の減少
- □ 尿漏れ
- □ 頻尿
- □ 夜尿症
- □ 排尿痛

三焦《さんしょう》

人間の体を3分割した機能単位。全身に気を配る。

物質の循環を司る
謎多き機能!?

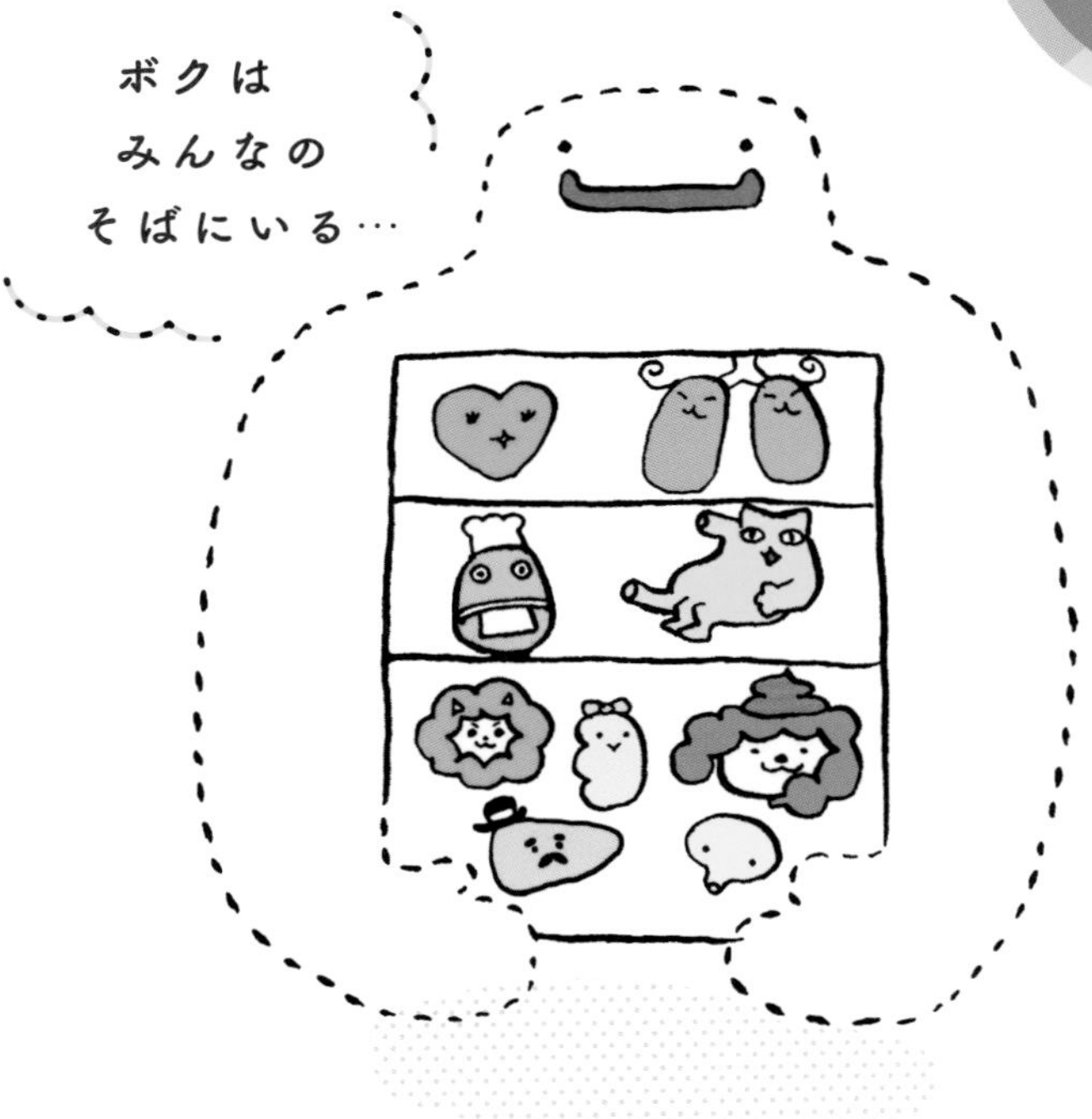

関係する部位

•心 •肺 •脾 •胃 •肝 •腎 •小腸 •大腸 •膀胱

対応する臓 | 心包

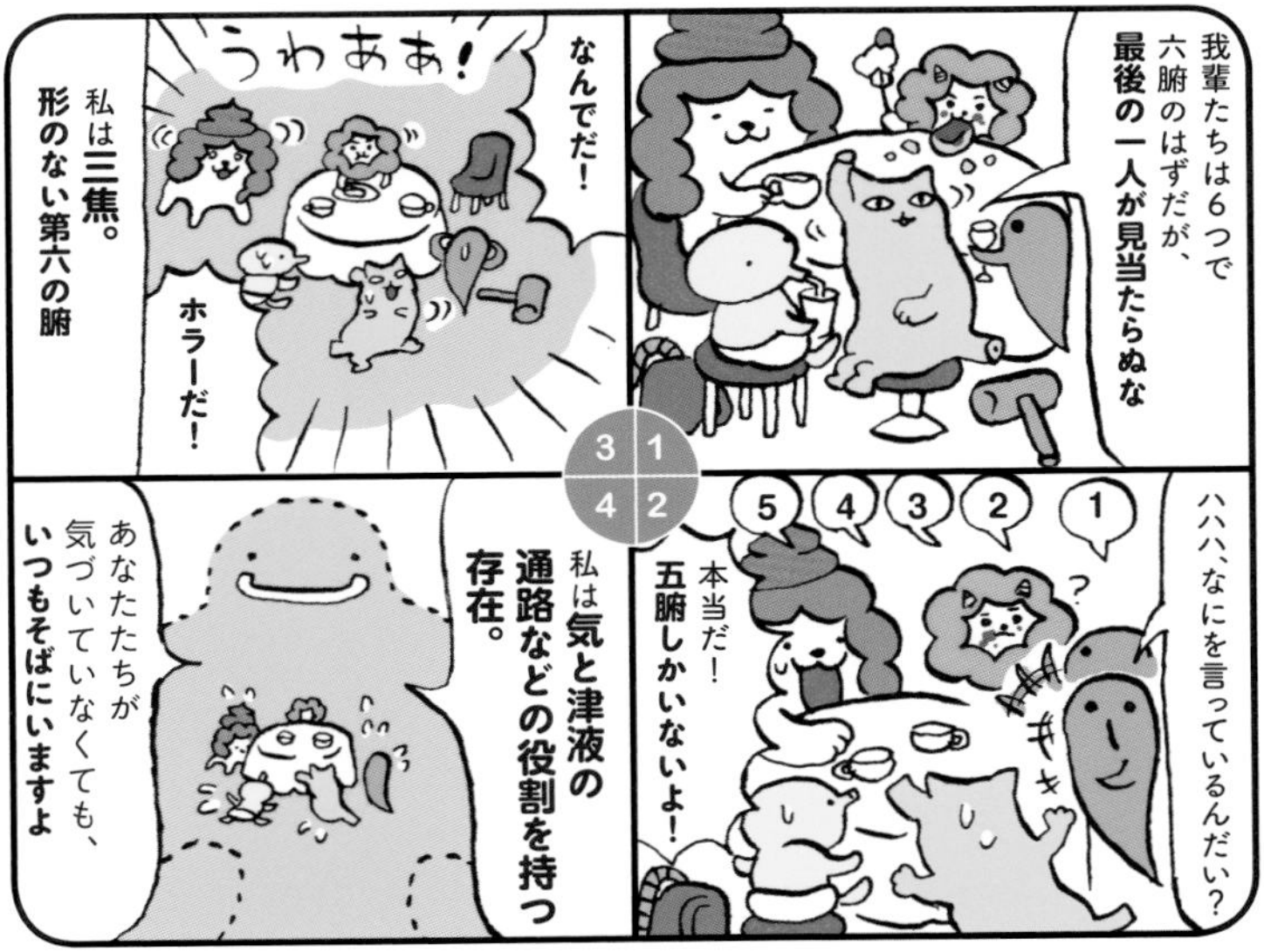
我輩たちは6つで
六腑のはずだが、
最後の一人が見当たらぬな
ハハハ、なにを言っているんだい？
1
2
3
4
5
本当だ！
五腑しかいないよ！
うわああ！
なんでだ！
ホラーだ！
私は三焦。
形のない第六の腑
私は気と津液の
通路などの役割を持つ
存在。
あなたたちが
気づいていなくても、
いつもそばにいますよ

実在しない謎の腑

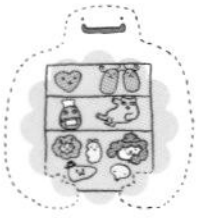

三焦の機能で栄養素を全身に巡らせる

三焦は六腑の中で唯一、実在しない内臓で、「無形の器官」と呼ばれることもあります。

ほかの腑とはまったく異なる概念で、正確には内臓ではなく、臓腑が収まっている空間を機能単位にしてまとめたものです。

その機能と役割としては、気の昇降出入（気の動き）をする通路、物質を別の物質に変化させる気のはたらきを行う場所、水液代謝通路と考えられています。

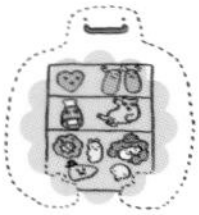

体を3つに区分した機能単位

三焦は人体を3つに区切り、上から「上焦《じょうしょう》」「中焦《ちゅうしょう》」「下焦《げしょう》」にグループ分けしたものです。

●上焦

横隔膜から上の胸部の範囲で、心肺を有する部分です。気と飲食物から作られた水穀の精微を、肺と心のはたらきで全身に巡らせ、栄養を行き届かせます。

●中焦

横隔膜からへその間の腹部の範囲で、脾胃を有する部分です。飲食物の消化と、それに伴う「気」と「血」「津液」の製造を担っています。また、上下の焦の物質のやりとりの中間地点でもあります。

●下焦

胃よりも下の範囲で、肝、腎、小腸、大腸、膀胱を有しています。消化した後の食べ物の処理を行い、体外に排泄します。

以上が三焦のおおよその役割ですが、実態がないことから詳細は不明であり、専門家たちの間でも、謎の多い器官といわれています。

三焦の区分と機能

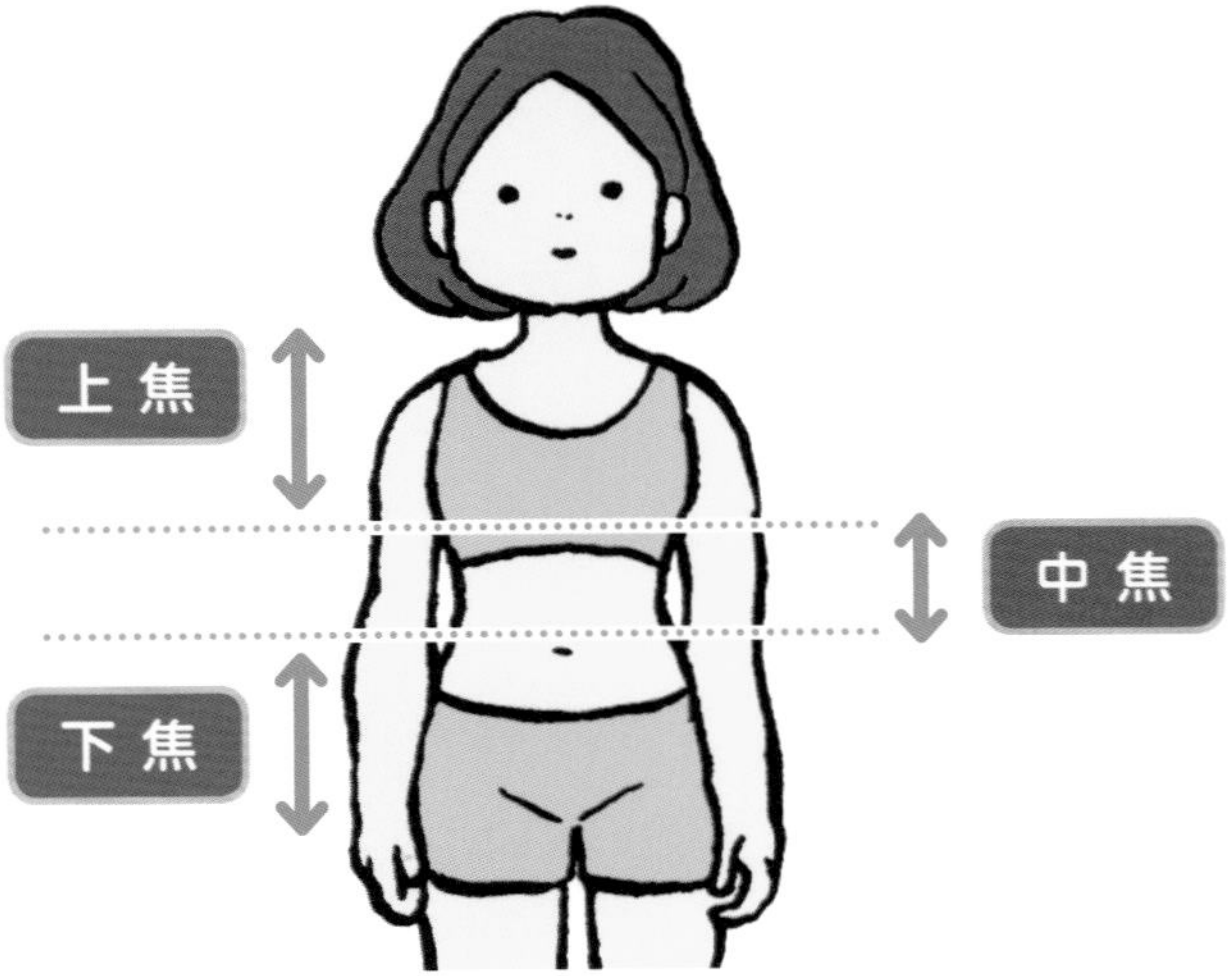

[三焦のまとめ]

	範囲	内包する内臓	機能
上焦	横隔膜から上の胸部	心、肺	肺と心のはたらきにより、気と水穀の精微（栄養分）を全身の臓腑や器官に届ける。
中焦	横隔膜からへその間の腹部	脾、胃	上焦と下焦をつなぎ、体内を巡る物質の昇降を担う。飲食物の消化と栄養への変換を行う。
下焦	へそより下の部位	肝、腎、小腸、大腸、膀胱	飲食物のカスや老廃物を下部へ移動させ、排便や排尿によって、体内に不要なものを排泄する。

うっすらとわかった気になる**相関図**

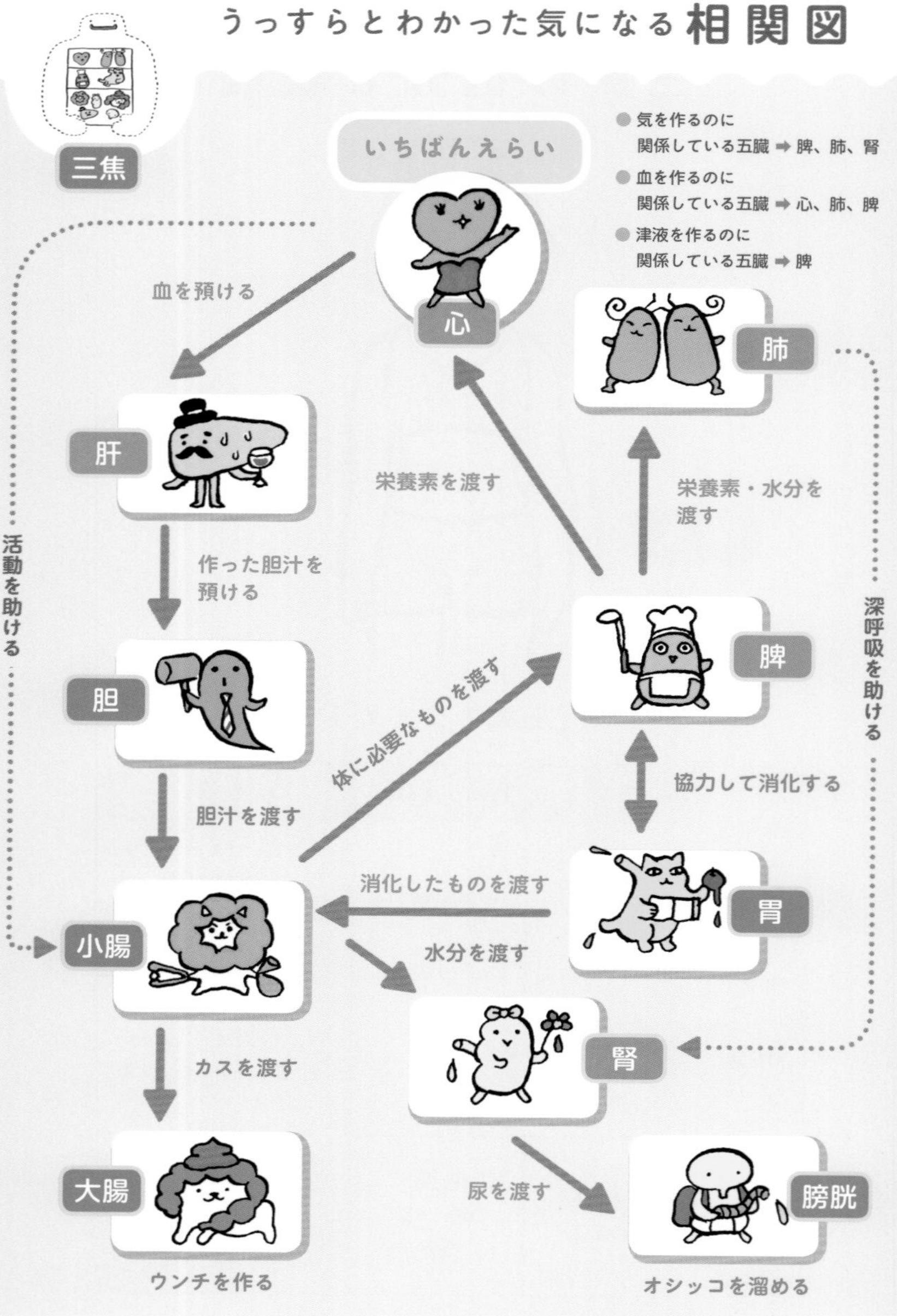

三焦
いちばんえらい
心
● 気を作るのに
関係している五臓 ➡ 脾、肺、腎
● 血を作るのに
関係している五臓 ➡ 心、肺、脾
● 津液を作るのに
関係している五臓 ➡ 脾
血を預ける
肺
肝
栄養素を渡す
栄養素・水分を
渡す
作った胆汁を
預ける
活動を助ける
脾
深呼吸を助ける
胆
体に必要なものを渡す
協力して消化する
胆汁を渡す
消化したものを渡す
小腸
胃
水分を渡す
腎
カスを渡す
大腸
尿を渡す
膀胱
ウンチを作る
オシッコを溜める

※この図は内臓のはたらきの一部を省略して掲載しています。

2章

体質チェックと改善

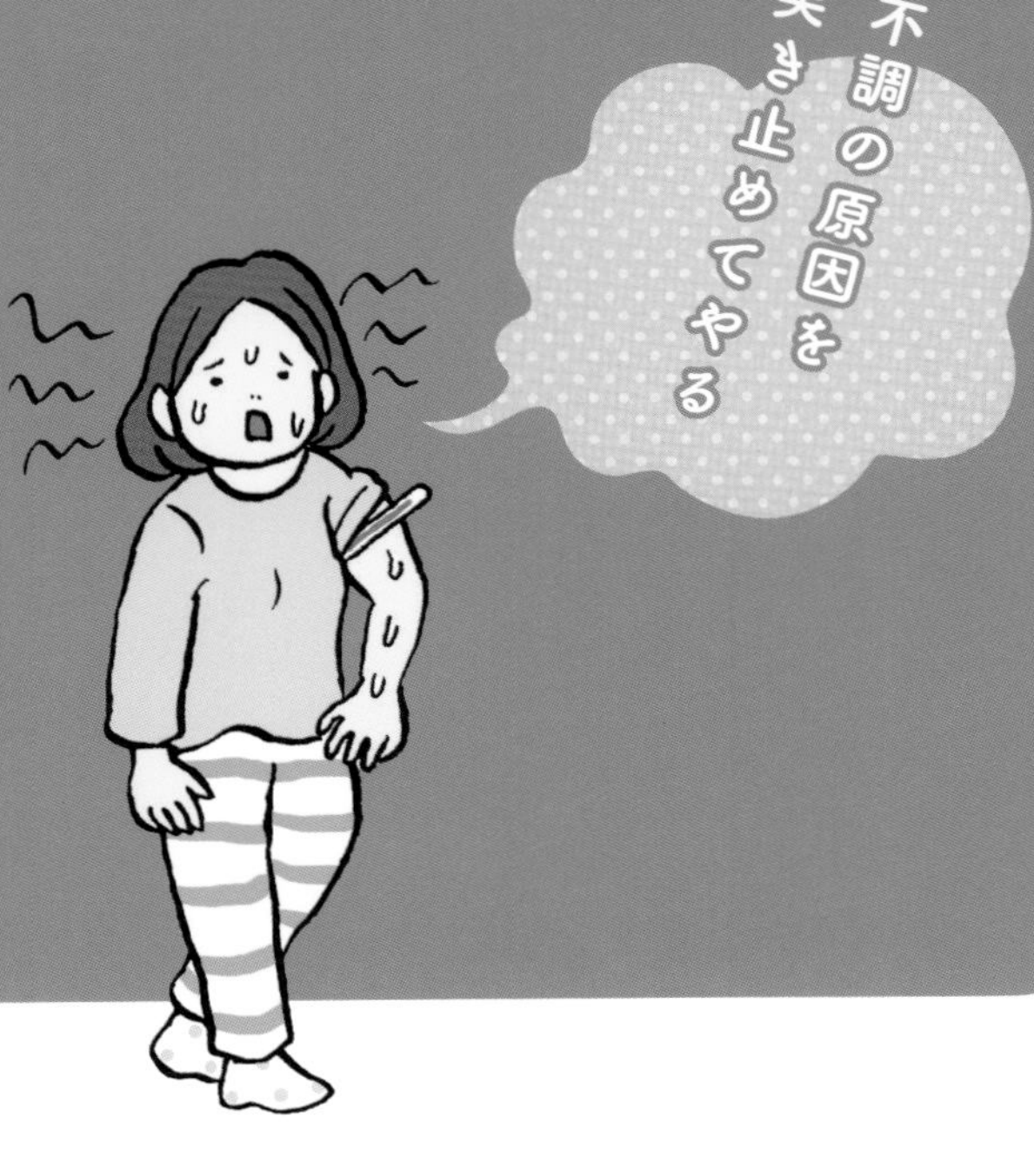

[診断の流れ]

1 症状を確認

↓

2 原因を分析

↓

3 証を確定

↓

4 治療方針を決定

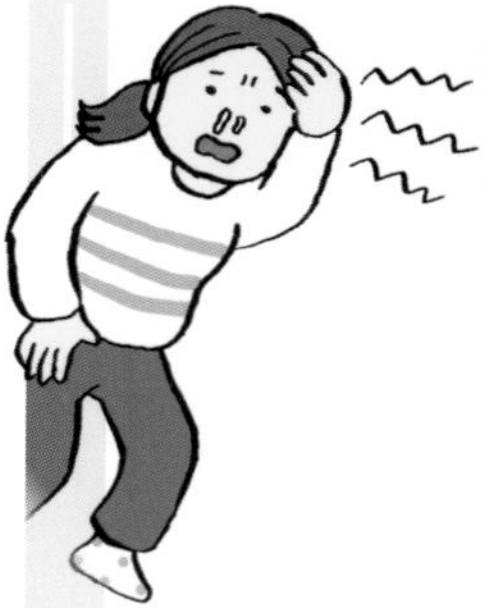

「証」を突き止め治療方針を決める

中医学では、西洋医学での病名にあたるものを「証《しょう》」といいます。

体やこころに悪い症状が起きたときには、体質、身体の抵抗力、病気の原因や発病過程などをまとめた「証」に基づいて治療をします。

その症状の原因が気の不足であれば、なぜ気が不足しているのかを探り、その原因を取り除いて改善するのです。

また、同じ症状であってもその理由が同じだとは限りません。例えば、「便秘」という症状であっても、体にこもった熱が原因で腸が乾燥してしまったケースと、体の冷えが原因で腸の動きが鈍ってしまったケースがあります。そのほか、腸の気が不足したり、巡りが悪くなったりした場合にも便秘が起こります。また、複数の要因が併さって症状が起きることもあります。

原因が異なれば、その治療法もそれぞれに合わせることが必要です。

熱が原因の便秘に対して、体の冷えをとる治療をしても症状は改善せず、むしろ悪化してしまうこともあります。

このように、ひとつひとつの症状を検証して原因を突き止め、その人に合った方針を探すことが重要です。中医学の治療は、オーダーメイドなのです。

気、血、津液のどれに問題があるかを探る

気、血、津液の不足や巡りの停滞が原因の体質は、「気虚」「血虚」「陰虚」「気滞」「血瘀」「水滞」の6つの証に分かれます。チェックシート（P97〜99）を、自覚症状と照らし合わせて確認しましょう。チェックした項目が多いものが、自分の証になります。証を知ることができれば、気、血、津液のうち、どれに問題があるのかがわかります。

また、中医学では「舌診」といって、舌の様子から自分の体調を知ることができます。

健康な舌は、ツヤのあるピンク色で薄く白い苔があり、潤っていますが、「気」「血」「津液」の量や巡りに問題があると、色や形、湿り気に異変が生じます。舌の様子も併せて、一緒にチェックしていきましょう。

舌診をするときには、事前に色素の濃い食べ物や飲み物を口にしないようにし、リラックスした状態で舌を出しましょう。また、長時間舌を出していると色が変化するので注意してください。

［健康な舌］

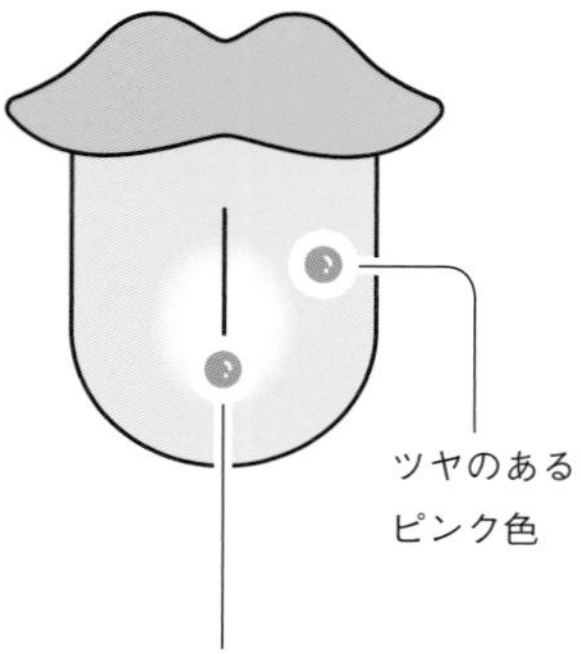

[証のチェックシート]

[気《き》虚《きょ》] => 気が不足している

P100

- 疲れやすい
- かぜをひきやすい
- 手足が冷えやすい
- むくみやすい
- 息切れしやすい
- 胃もたれしやすい
- 食後に眠くなる

舌のチェック 色が淡く、はれぼったい。

[血《けっ》虚《きょ》] => 血が不足している

P110

- 動悸がする
- 物忘れが多い
- 眠りが浅い
- めまい・立ちくらみ
- 手足にしびれがある
- 顔色が悪い
- 目がかすむ

舌のチェック 舌が痩せて細い。全体の色が白っぽい。

［ 陰《いん》虚《きょ》 ］ ⇒ 陰液が不足している

P116

- ほてりやすい
- から咳が多い
- 肌や目が乾燥する
- 口やのどが乾燥する
- 寝汗をかきやすい
- 尿量が少ない
- 便が硬く、便秘ぎみ
- 不眠

舌のチェック  赤みが強く苔が少ない。亀裂がある。

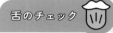

［ 気《き》滞《たい》 ］ ⇒ 気の巡りが悪い

P122

- ストレスを感じやすい
- 目が疲れやすい
- 肩こりになりやすい
- 頭痛を起こしやすい
- おなかが張る
- 下痢と便秘になりやすい
- ゲップが多い
- のどがつっかえる

舌のチェック 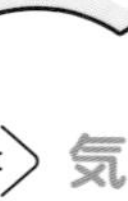 両側が赤く、中央に白や黄の苔がある。

【証のチェックシート】

[血瘀《けつお》] ⇒ 血の巡りが悪い

P128

- しみやそばかすが多い
- 肌が乾燥しやすい
- 顔色がくすみやすい
- 足の表面に血管が浮く
- アザができやすく治りにくい
- 頭痛を起こしやすい
- 肩こりになりやすい
- 生理痛がある

舌のチェック　全体の色が赤紫、または斑点がある。

[水滞《すいたい》] ⇒ 水の巡りが悪い

P134

- むくみやすい
- 体が重く、倦怠感がある
- のどが渇きにくい
- 下痢になりやすい
- めまいや吐き気がする
- 吹き出物がでやすい
- 鼻炎や喘息、じんましんなどのアレルギー症状が出やすい

舌のチェック　はれぼったく、白や黄の苔が分厚い。

気《き》虚《きょ》

エネルギーが不足し、疲れやすくかぜをひきやすい。

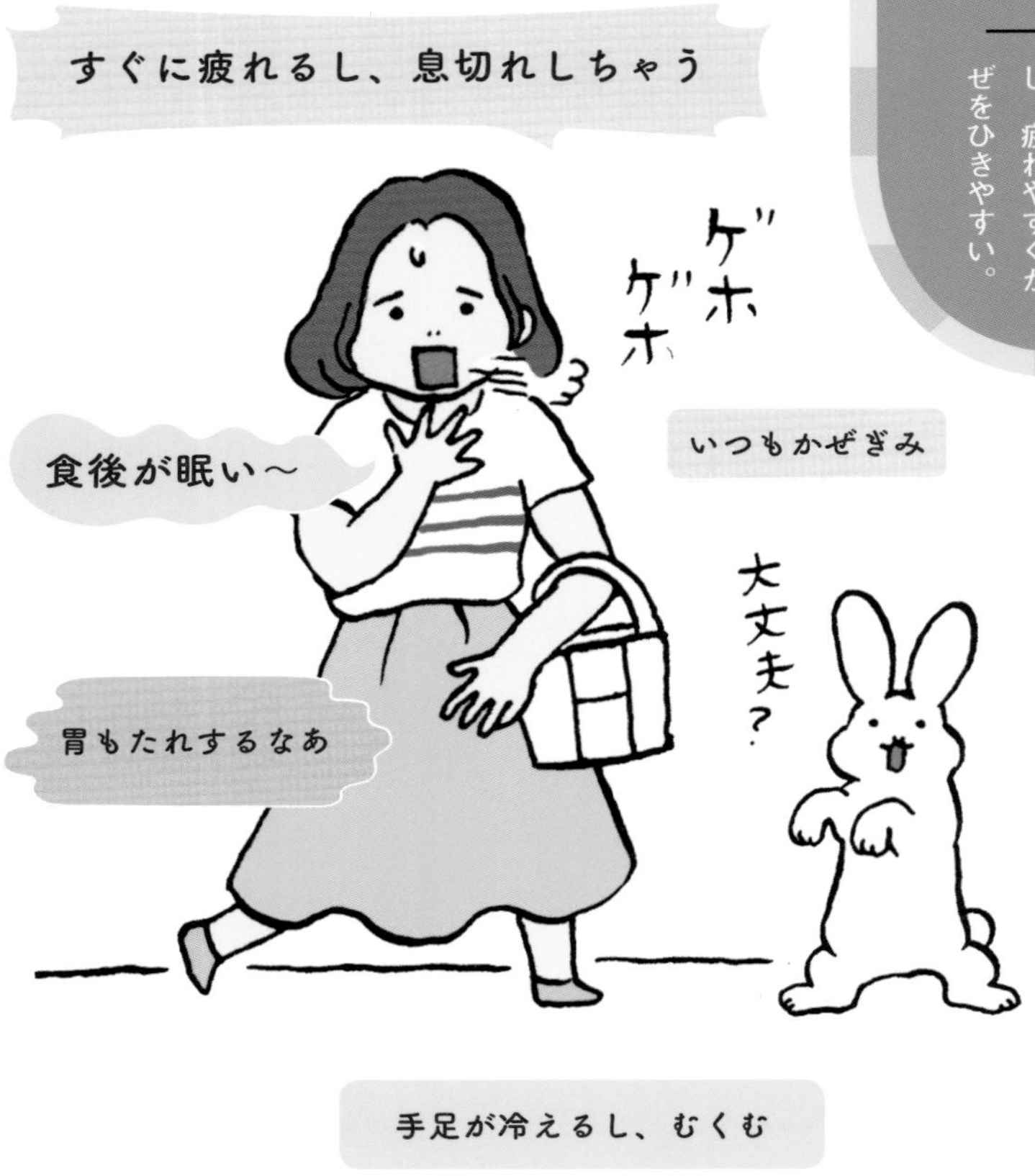
すぐに疲れるし、息切れしちゃう
ゲホゲホ
食後が眠い～
いつもかぜぎみ
大丈夫？
胃もたれするなあ
手足が冷えるし、むくむ

原因｜**気の不足**

過度な運動や労働による慢性的な疲労。
不摂生な食生活による栄養不足。

関係する内臓

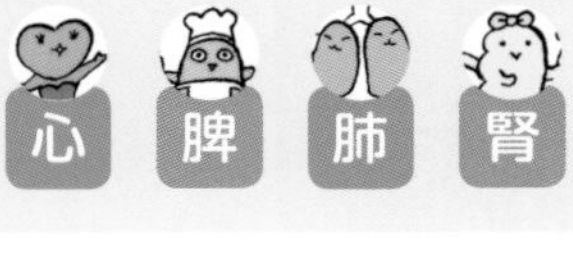
心
脾
肺
腎

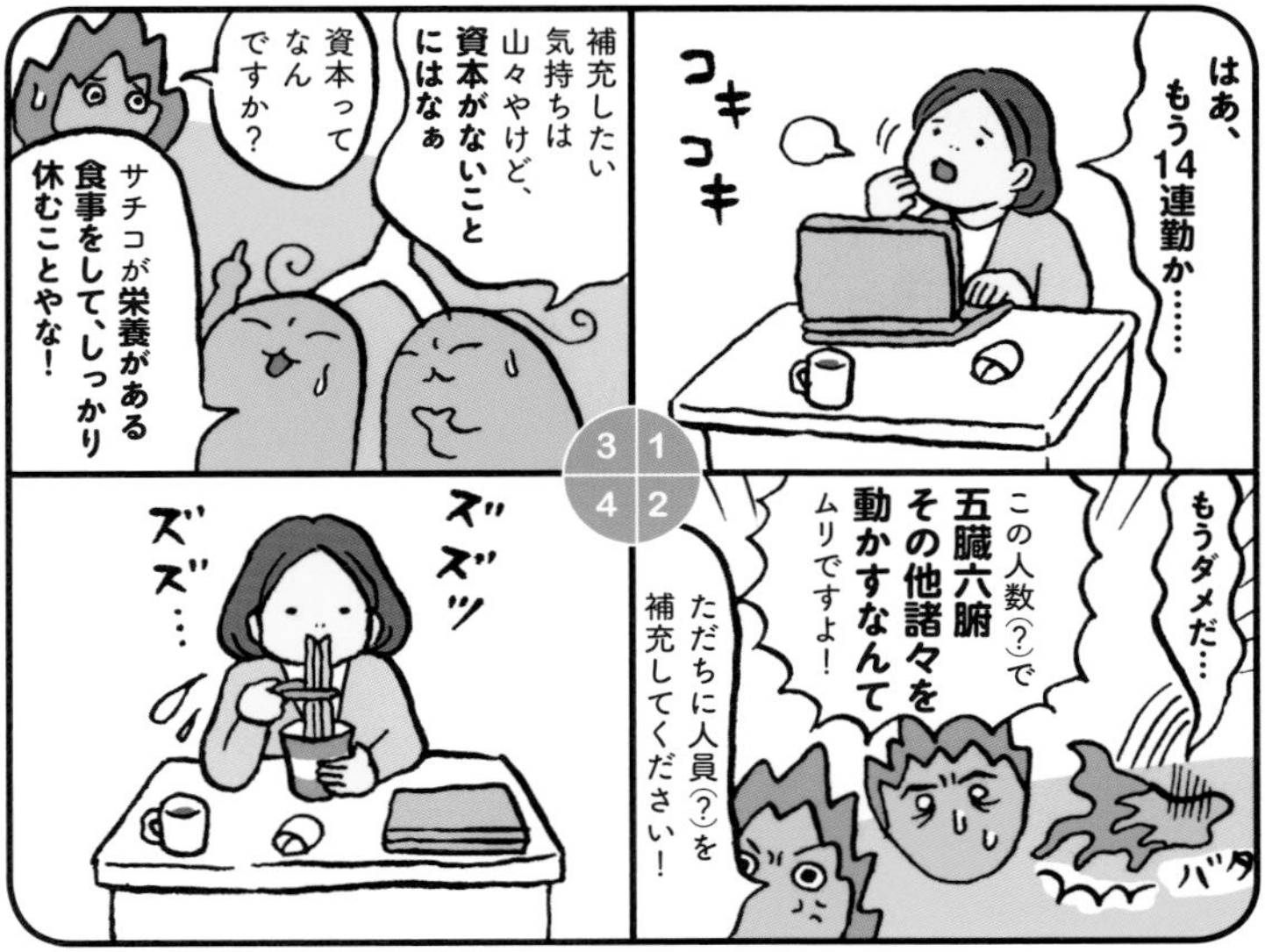

はあ、もう14連勤か……
コキコキ
もうダメだ…
この人数(?)で五臓六腑その他諸々を動かすなんてムリですよ!
ただちに人員(?)を補充してください!
バタ
補充したい気持ちは山々やけど、資本がないことにはなぁ
資本ってなんですか?
サチコが栄養がある食事をして、しっかり休むことやな!
ズズッ
ズズ…

エネルギー不足でかぜをひく

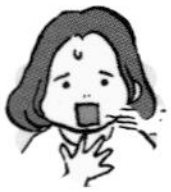

「気」の不足で生命力が弱る

「気虚」は全身を巡る生命エネルギーである「気」が不足している状態です。体を動かす燃料が少ないので、少し動くとすぐに疲れてしまいます。各内臓のはたらきも悪くなります。また、新陳代謝が低下し、慢性的な疲労感やむくみ、便秘などに悩まされます。

さらに、気は外邪の侵入を防ぐ効果もあるため、免疫機能が低下し、かぜをひきやすくなります。

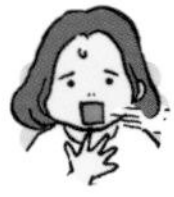

気の不足の原因は大量消費と生産不足

気の不足は、気の生産が消費に追いつかないことが原因です。

私たちは毎日、気を消費しながら呼吸をし、体を動かして生きています。

通常、失われた気は、きちんとした食事と睡眠、休息をとっていれば、自然と回復することができます。

しかし、不摂生な食生活や過度なダイエットなどが原因で気を作るのに必要な栄養が不足すると、体を動かすために十分な量の気を生産することができません。

また、大量のエネルギーを一度に消費する激しい運動や、長時間の労働の後には、一時的に気が不足した状態になります。

その回復を待たずに、疲労や過労の状態が長く続くと、慢性的に気が不足した状態になってしまうのです。

気は腎、脾と胃、肺のはたらきで作られますが、これらの内臓もまた気をエネルギー源にして活動しています。

そのため、気の不足によってこれらの内臓が十分な機能を発揮できないと、新しい気を作ることができないという、負のサイクルに陥ってしまうのです。気虚の状態が長引くと症状が悪化していくことがあります。

[関連する症状]

心

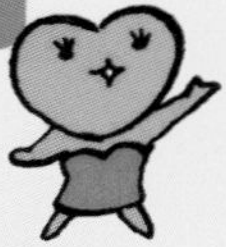

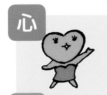

心《しん》気《き》虚《きょ》

心の気が不足すると循環器系の機能が低下。動悸、息切れ、不整脈などの症状が現れる。

脾

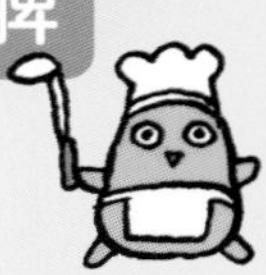

脾《ひ》気《き》虚《きょ》

脾は気、血、津液を作る大本となる部位。脾の気が不足し機能が弱まると、ほかの臓腑にも影響し、消化機能なども低下する。

肺

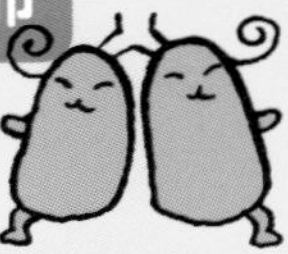

肺《はい》気《き》虚《きょ》

肺の気が不足すると呼吸や水分代謝に影響する。汗が出やすくなり、咳やかぜの症状が現れる。

腎

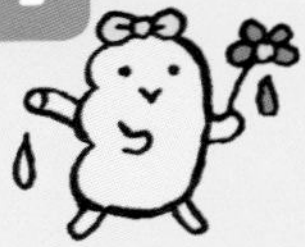

腎《じん》気《き》虚《きょ》

腎の気が不足すると、精が消費され老化が進むほか、足腰がだるくなる。また、水分代謝も低下する。

「気虚」は太りやすい？ 痩せやすい？

気虚の人は気が不足しているため、栄養をうまく消化吸収することができず、体内に脂肪や水分が溜まりやすくなります。そのため、筋肉が少なく基礎代謝が低くなり、運動をしても燃焼しにくい体質になる人もいます。反対に消化器官が弱く、栄養を作ることができずに痩せてしまう体質の人もいます。

※ここで紹介している症状は一部のものです。

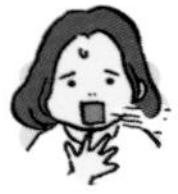

しっかりと休息をとり 気を補充し免疫力を高める

「気虚」の改善には、気の消費を抑えることと、気の生産に関わる五臓をいたわってあげることが重要です。

まずは、しっかり睡眠と休息をとり、体力を回復させましょう。

食事は脾の負担になるような油っこいものは控えます。消化しやすいように、火を通し、よく噛んで食べてください。気を補う食材を積極的に摂取することも忘れないようにしましょう。

また、冷えた体を温めることにも気は使用されてしまいます。無駄な気を使わないためには、気温や冷たい飲食物で体を冷やさないように注意しましょう。体に冷えがない状態は、血行や水分代謝もよく、脾や腎のはたらきが活発な状態となります。

また、気は呼吸とも深く関わっています。「息を吐く」という行為によって、気は体表を巡ります。この気には体表をバリアーのように保護して、外邪の侵入を防ぐ防衛機能があります。浅い呼吸になると、このはたらきがうまくいかなくなり、体表の防衛力が弱まり、外邪の侵入を許し、体調不良の原因になってしまうこともあるのです。気が足りないと浅い呼吸になりがちですが、意識的に1日に1回、深呼吸をするように心がけましょう。

気を作る薬膳

おすすめの食材

- うるち米　気を補い、消化器官を助ける。イライラ解消にも効果がある。
- やまいも　気だけでなく陰液も補うことができる優れもの。滋養強壮作用も強い。
- 鶏肉　消化器官を温めて気を補う。疲労や体力の回復にも効果がある。

そのほかの食材

大麦、玄米、もち米、さつまいも、じゃがいも、大豆、豆腐、納豆、アスパラガス、枝豆、かぶ、かぼちゃ、きくらげ、さやいんげん、しいたけ、しめじ、なめこ、まいたけ、ぶどう、あなご、いわし、うなぎ、えびなど

おすすめの食べ方

消化能力が弱まっている場合が多いため、火を通して消化しやすい状態にする。また、体を冷やすもの、生もの、油っこいもの、甘いものは控えめにする。

● やまいもとかぼちゃのお粥

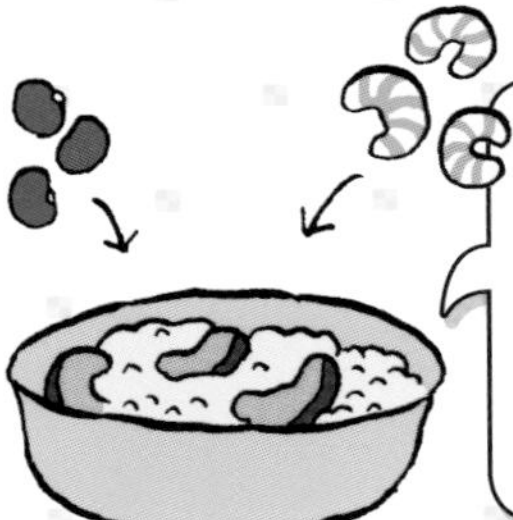

気虚は津液を動かす気が不足し、むくみやすくなる。その場合は、水分代謝を助ける小豆を一緒に煮てお粥にしよう。また、体が冷えやすい状態のため、温め効果のある干しえびをプラスするのもおすすめ。

陽《よう》虚《きょ》

気虚によって気の体を温める作用が低下、体が冷える。

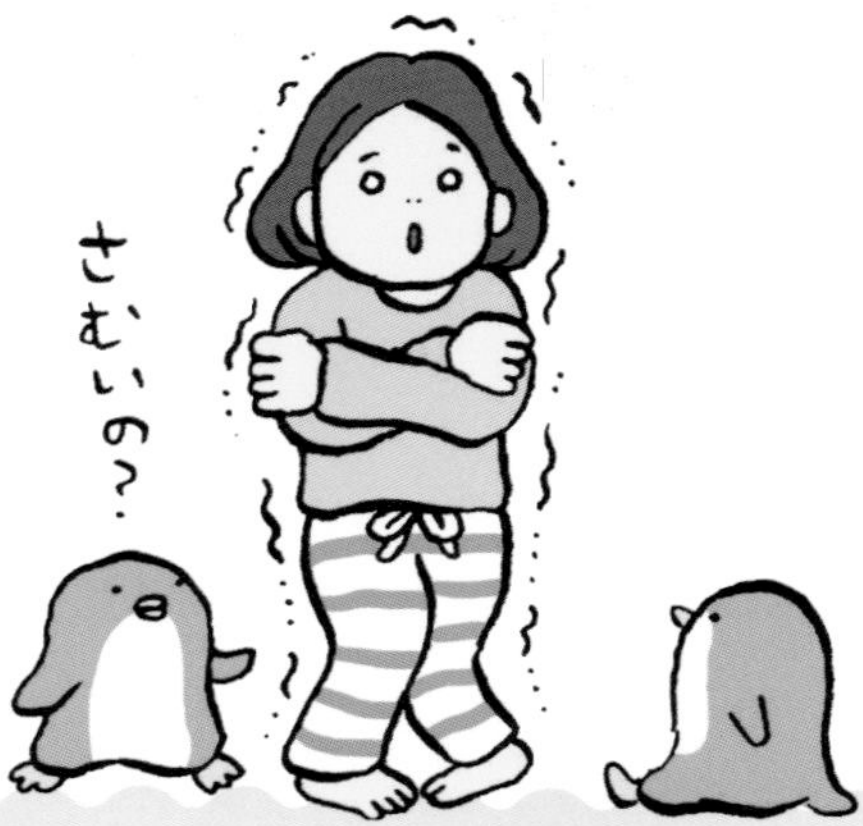

原因

気虚の悪化

「気虚」による「気」の不足が進行し、体を温めることができない。

関係する内臓

熱を奪われて体が冷える

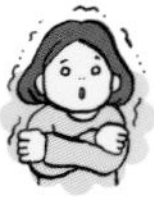

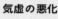

「気虚」が進んで「陽虚」になる

「陽虚」とは「気虚」が悪化した状態です。中医学ではあらゆるものを陰陽に分けており、気は陽に含まれ、「陽気」とも呼ばれます。陽気には体を温めるはたらきがあり、失われてしまうと体を温めることができなくなり、深刻な熱不足に悩まされることになります。

気虚の症状に加え、体の冷えがさらにひどくなります。特に足腰が冷えやすくなるほか、夜尿症が起こります。

[関連する症状]

心

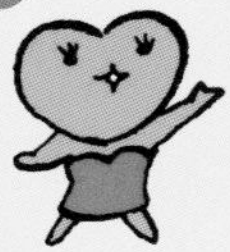

心陽虚《しんようきょ》

心気虚が進行し、体を温めることができなくなった状態。動悸、息切れ、胸の痛み、手足の冷え、自汗（日中に活動や気温に関係なく発汗する）などの症状がある。

脾

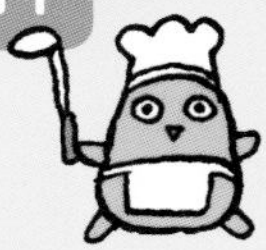

脾陽虚《ひようきょ》

脾気虚が進行し、体を温めることができなくなった状態。腹部の冷え、腹痛、下痢、むくみといった症状が現れる。

腎

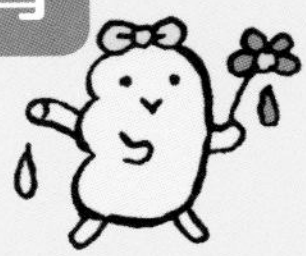

腎陽虚《じんようきょ》

腎気虚が進行し、体を温めることができなくなった状態。足腰の冷え、頻尿や軟便、顔が白い、むくみなどの症状が現れる。

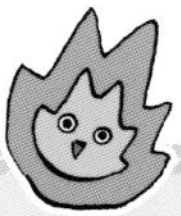

温煦《おんく》作用

気の体を温めるはたらきのことを温煦作用といいます。この作用のおかげで、人間の体は体温を一定に保つことができます。

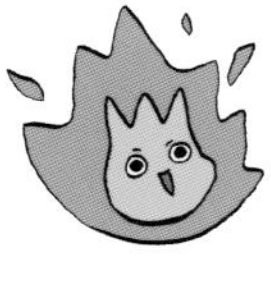

※ここで紹介している症状は一部のものです。

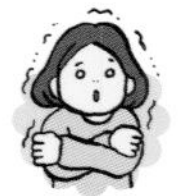

陽の気、陰の血と津液で バランスをとる

中医学には「陰《いん》陽《よう》論《ろん》」という考え方があります。自然界のあらゆるものが「陰」と「陽」で対立することで、バランスを保っているというものです。

●陽　動の性質のもの。外向き、上昇する、温熱的、明るい、軽い、機能的など

●陰　静の性質のもの。内向き、下降する、寒涼的、暗い、重い、物質的など

人間の体も例外ではなく、陰陽のバランスがとれている状態が健康とされています。このバランスは常に1対1と定まっているわけではなく、さまざまな要素によって絶えず変化しているととらえられています。

陽虚は陽が不足したことで体を温める能力が落ち、冷えてしまっている状態です。そのため「陽」を増やすことで、症状を回復させます。

気虚の場合は気を補うことで改善できますが、陽虚まで深刻化してしまうと、気の補充だけでは不十分です。体を温める作用のある食材を効果的に摂取することが重要になります。

また、陽虚の状態になると気滞、血瘀、水滞などのトラブルも併せて起こりやすくなります。

陽虚を改善する薬膳

おすすめの食材

- **えび** 足腰の冷えを温め、気を補い、腎を助ける。食欲不振にも効果がある。
- **くるみ** 体を温めるほか、物忘れや足腰の衰え、頻尿などの症状を防ぐ。
- **シナモン** 冷えを解消し、血の巡りをよくする。止痛作用の効果もある。

そのほかの食材

羊肉、まぐろ、にら、八角、フェンネル、ウイスキーなど

おすすめの食べ方

- えびとにらのスープ

体を温める食材を中心に摂り、気虚同様、生ものや油っこいもの、甘いものは控える。体が冷えている状態なので、冷やした食材、飲み物などには気をつけよう。

体を温めるためのスープ。ボリュームを出したいときはかぶを入れても OK ！

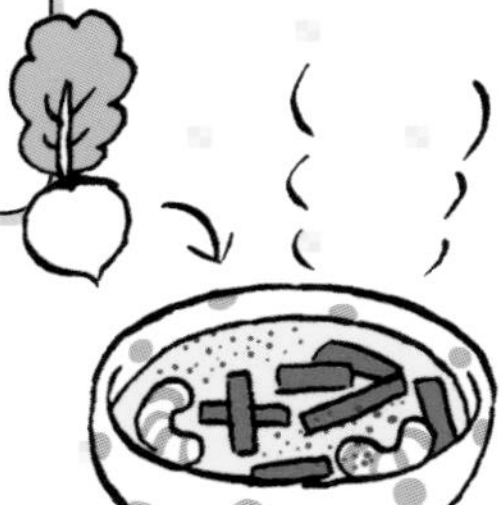

血《けっ》虚《きょ》

血の量が不足し、髪や肌、睡眠のトラブルが起きる。

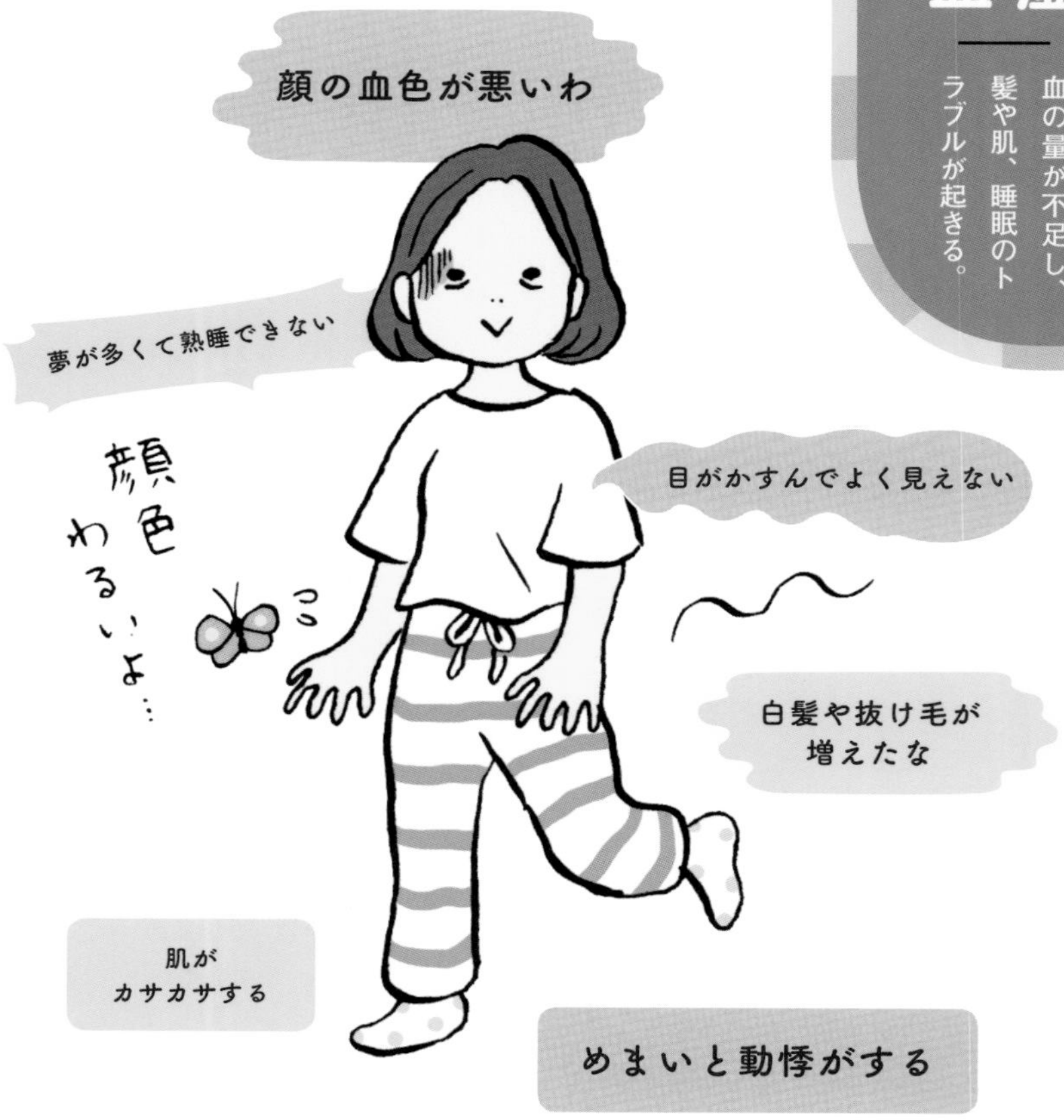

顔の血色が悪いわ
夢が多くて熟睡できない
顔色わるいよ…
目がかすんでよく見えない
白髪や抜け毛が増えたな
肌がカサカサする
めまいと動悸がする

原因 ｜ **血の不足**

造血作用の低下や不正出血による失血。過度なダイエットなどによる栄養不足。

関係する内臓

肝　心

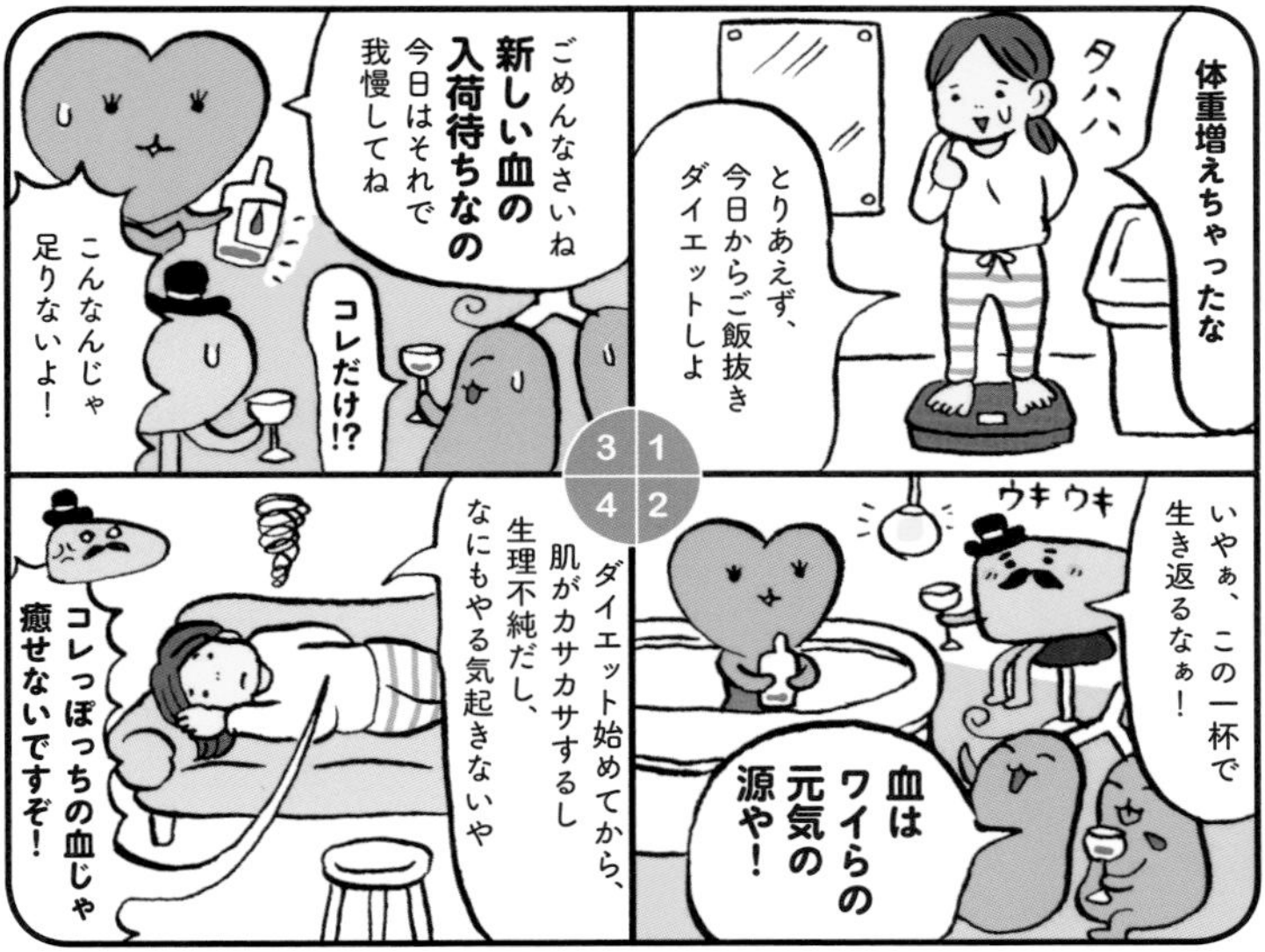

血不足と体の栄養不足

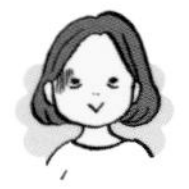

「血」の不足は美容の大敵 心の機能も低下する

「血虚」は全身を巡る「血」の量が不足している状態です。

顔が青白くなるほか、目や髪、皮膚を潤す栄養素が足りなくなり、目の疲れ、白髪や抜け毛、肌荒れなどが目立つようになります。

また、「血」と関わりのある「心」の機能も低下するため、眠りが浅くなる、不安感に襲われる、物忘れが多くなるなどの症状が現れるようになります。

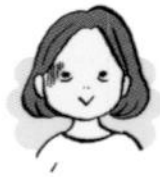

血の喪失は女性の悩みに直結する

「血」の不足は、ケガによる大量の失血を除けば、血を作るはたらきの低下と、思慮のしすぎなどが原因となります。

また、過度なダイエットによる食事量の減少や、乱れた食生活による栄養バランスの偏りは造血作用に影響を及ぼします。

血を作る材料となる栄養素が不足すれば、当然、新しい血を作ることができません。そのため、ダイエットの弊害として慢性的な血不足体質になることがあります。

また、血は目を使った行動によっても消耗します。そのためデスクワークなどで長時間パソコンを操作したり、スマートフォンやタブレットなどの画面を見続けたりすることも、血不足の一因となります。

女性の場合、毎月の生理でも血を消耗するため、きちんと血を補わないと血虚になります。妊娠、出産によって一度に大量の血を失ったときにも血不足の状態になるので、より注意が必要です。

そのほかの原因として気のトラブルも挙げられます。血は気と表裏一体の関係です。気は食べ物から血を作る原動力となり、また血は気に乗り物の役割と栄養を与えます。そのため、気と血の両方が不足することもあります。

[関連する症状]

肝

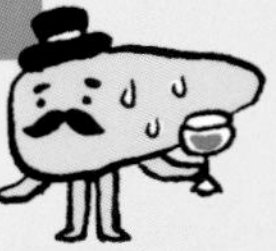

肝血虚《かんけっきょ》

肝の血が不足すると血の循環が低下する。夜盲症、めまい、耳鳴り、手足のしびれ、生理不順などの症状が現れる。

心

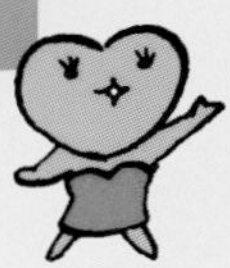

心血虚《しんけっきょ》

心の血が不足すると血の循環と精神の安定維持が低下する。動悸、睡眠トラブル、不安感、記憶力の低下などの症状が現れる。

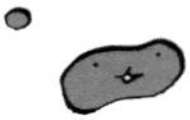

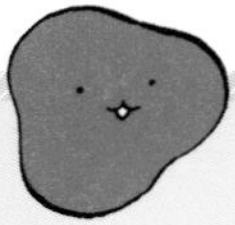

血虚と貧血

血虚は、西洋医学での貧血とよく似た症状ではありますが、貧血よりも広い範囲を表します。
中医学での血が、西洋医学での血液よりも幅広いはたらきを持つためです。そのため、病院の検査で貧血ではないと診断されても、血虚の症状が現れることがあります。

※ここで紹介している症状は一部のものです。

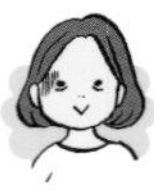

血のもとを作り目をいたわる

「血」の不足を解消するには、栄養バランスのとれた食事をしっかり摂り、「血」の材料を補充することが第一です。

レバーやほうれんそうなど、血を補う効果のある食材を積極的に食べるようにしましょう。

また、「血」を作るのに関わる内臓である「心」「脾」「肺」をいたわってあげましょう。

早めの就寝やリラックスをして、精神を安定させることで、内臓の負担を減らします。目を休ませて、血の消耗を抑えることも大切です。長時間、目を使う場合には、適度に目を休ませましょう。また、血は午前1～3時に古い血が淘汰され、新しい血が生成されます。この時間はしっかり睡眠をとるようにしてください。

冷えが原因の月経トラブルのある女性は、腰回りを温めることで血流がよくなり、月経痛を和らげます。症状が重い、改善しない場合には、病院などの専門機関に行って診察を受けてください。

また、妊娠中や出産後は、どうしても血が不足ぎみになってしまいます。血を補うことを心がけましょう。

なお、「血虚」の人は「気虚」（P100）を併発していることがあるので、そちらもチェックしてください。

血を作る薬膳

おすすめの食材

黒豆　血を補い、巡らせる。むくみの解消や老化抑制、疲労回復にも効果がある。

レバー　レバーは造血作用があり、不足した血を補う。眼精疲労や視力低下にもよい。

牡蠣　陰液を補う食材。精神的な不安や不眠にも効果がある。

そのほかの食材

枝豆、黒ごま、黒きくらげ、ほうれんそう、にんじん、しめじ、パセリ、ライチ、あさり、いか、いわし、たこ、うなぎ、かつお、さけ、さば、ぶり、まぐろ、ひじき、牛肉、鶏卵、桑の実（マルベリー）、松の実など

おすすめの食べ方

欠食や偏食が多いと血虚になりやすい。毎日3回、バランスよく食事をすることが大切。体を冷やすもの、油っこいもの、甘いものは控えめにしよう。

●牡蠣とにんじんの卵炒め

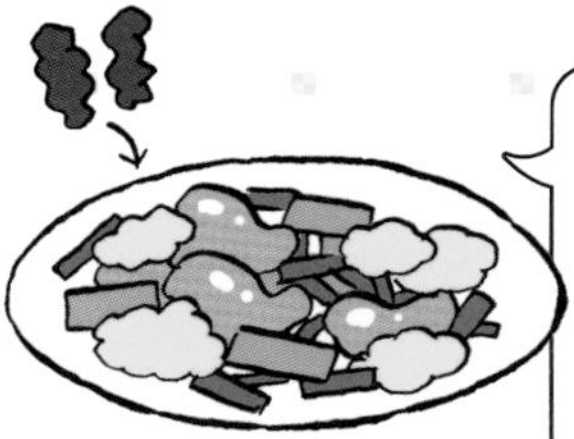

牡蠣には血を作る作用が、にらには血の巡りをよくする作用がある。補った血を巡らせることができるため、合わせて食べるとより効果的。食感のよいきくらげを入れるのもおすすめ。

陰《いん》虚《きょ》

陰液と精の不足で、目や肌が乾燥し、体がほてる。

便秘ぎみ……

ドライアイが辛い

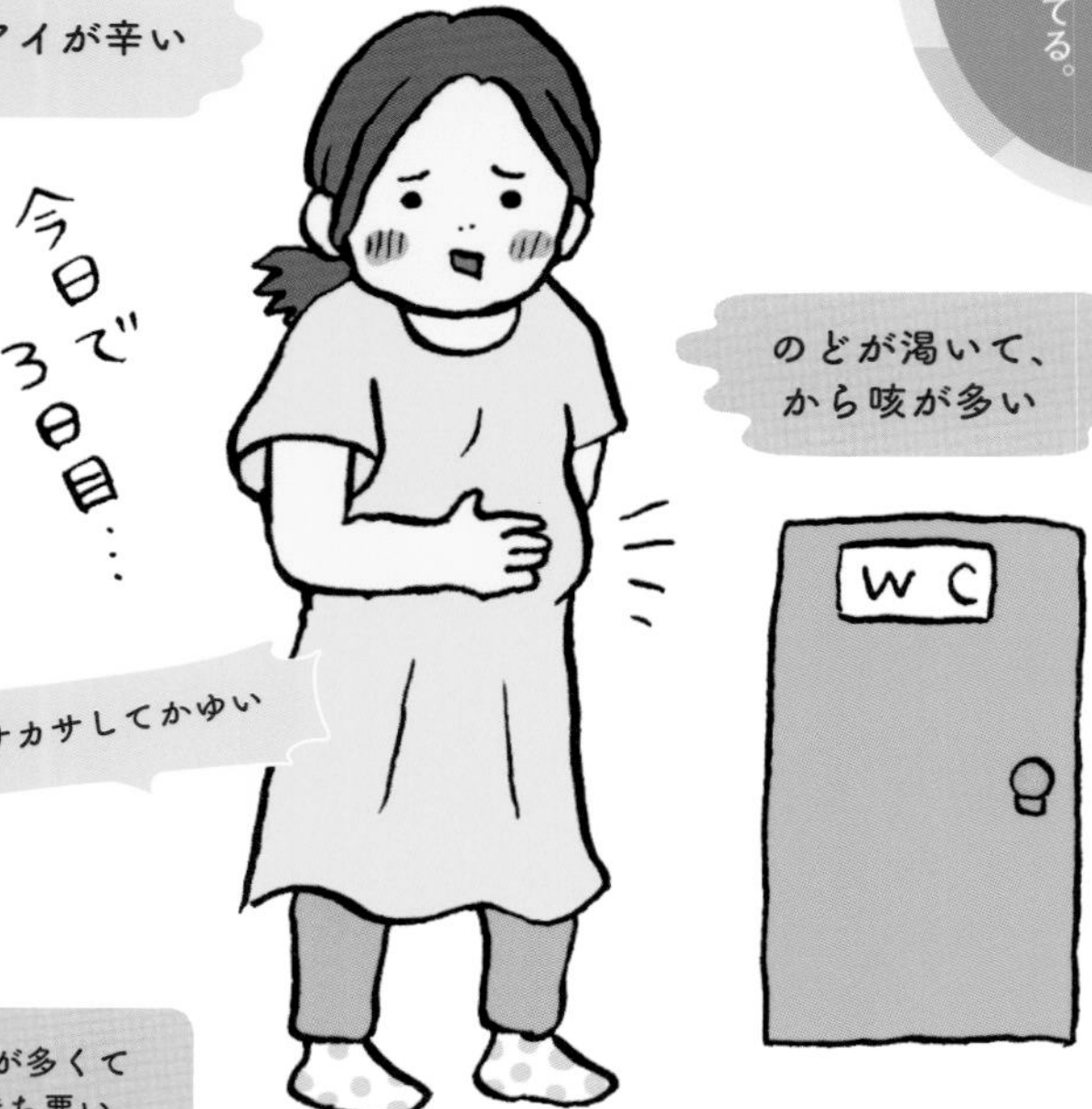

のどが渇いて、
から咳が多い

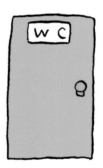

肌がカサカサしてかゆい

寝汗が多くて
気持ち悪い

顔や体がほてりやすいわ

原因 **陰液の不足** 体内の水分量の不足。睡眠不足。加齢。刺激物やアルコールの過剰摂取。

関係する内臓

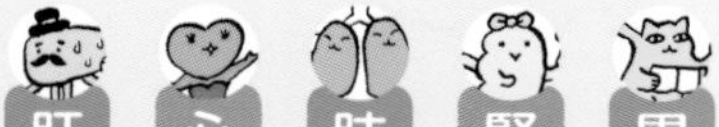

肝 心 肺 腎 胃

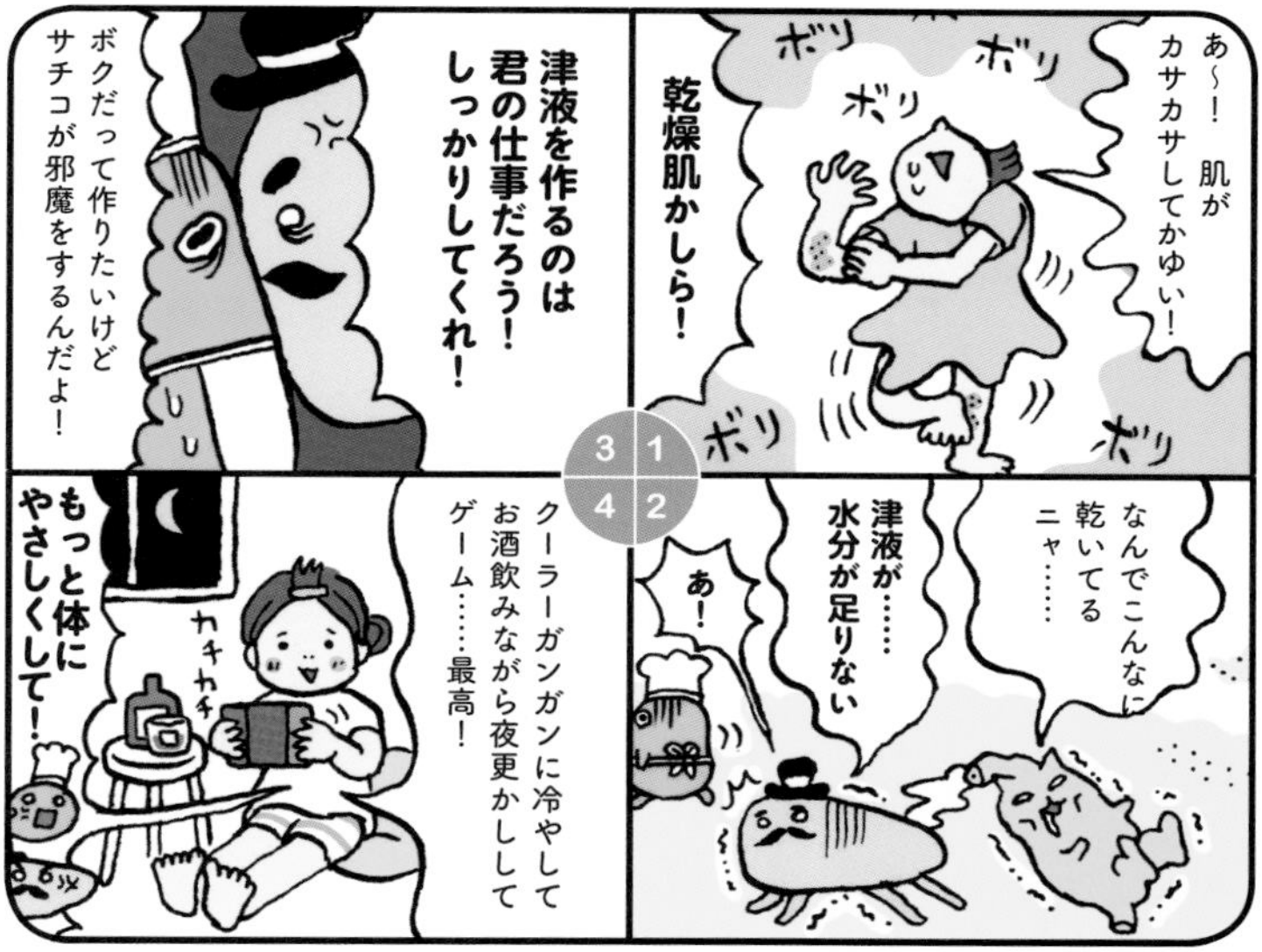

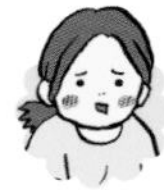

水分を失い、潤いをなくす

「陰液」が不足すると体が乾燥する

「陰虚」は、全身を巡る陰液の量が不足している状態です。

体を潤す水分が足りず、口やのどが乾燥し、咳が出ます。肌がカサカサになる、髪のパサつき、ドライアイなどがあります。また、水分は体内を冷やす効果もあるため、不足すると体が熱を帯び、ほてりが現れます。

陰液が不足することで尿量が少なくなったり、便秘になったりすることもあります。

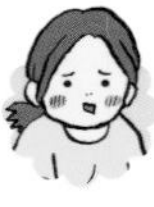

発汗やストレスで津液が失われていく

「陰液」とは血と津液と精をまとめた、体液の総称です。

血の不足の原因については、「血虚」（P110）で確認しました。ここでは津液の不足の原因を見てみましょう。

津液は水分をあまり摂らないからという単純な理由だけではなく、発汗や高熱、脱水、加齢などが原因で不足します。

夏の暑い時期には、発汗などによって津液が体内から失われます。

津液不足が深刻化すると、血や腎に蓄えられている精までも消耗し、陰虚となってしまうのです。そのため、暑い時期には水分補給だけでなく、津液を作る食材を摂り、体の津液不足を防ぐ必要があります。

そのほか、下痢や嘔吐、辛い飲食物などの刺激物やアルコールの過剰摂取、睡眠不足によっても体内の津液は失われます。また、ストレスや精神的疲労によって肝が熱を持つことでも、津液は消耗されてしまいます。

津液は、摂取した飲食物から作られる水穀の精微から生成されます。偏った食生活で水穀の精微が不足すると、消耗した津液を補うことができません。その結果、慢性的に不足した状態になってしまうのです。

[関連する症状]

肝

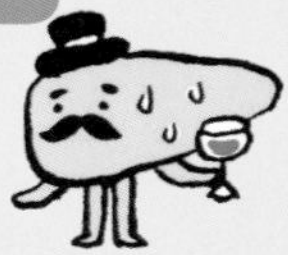

肝陰虚《かんいんきょ》

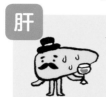

肝の陰液が不足すると、潤いを与えられず、熱が抑えられなくなる。めまい、不眠、夜盲症、耳鳴り、手足のしびれ、足のつり、手のひら、足の裏の熱感などが起こる。

心

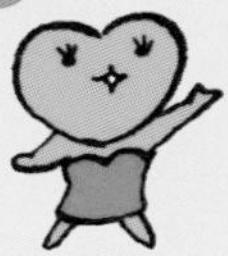

心陰虚《しんいんきょ》

心の陰液が不足し、潤いを失い熱っぽくなる。動悸、不眠、夢をよく見る、手のひらや足の裏、胸が熱い、寝汗がひどいなどの症状がある。

肺

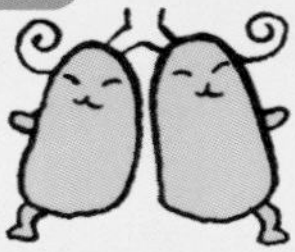

肺陰虚《はいいんきょ》

肺の陰液が不足し、潤いが失われ、熱が抑えられなくなる。口が渇く、鼻が乾燥する、咳、声のかすれ、粘っこい痰、血痰、寝汗、午後の発熱などの症状が起こる。

腎

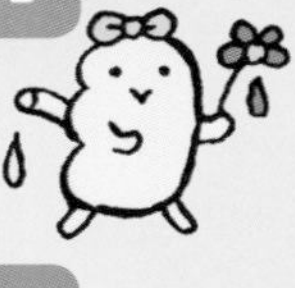

腎陰虚《じんいんきょ》

腎の陰液が不足し、熱が発生する。口の渇き、寝汗、耳鳴り、めまい、腰のだるさ、午後の発熱、不眠などの症状がある。

胃

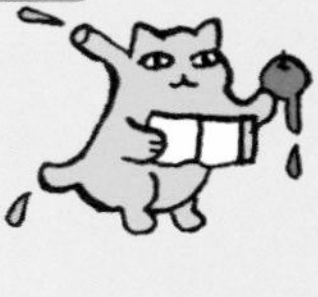

胃陰虚《いいんきょ》

胃の陰液が不足すると、潤いがなくなり、熱がこもる。口が渇く、しゃっくり、吐き気、胃痛、胃が熱い、便秘、食欲のない空腹などの症状がある。

※ここで紹介している症状は一部のものです。

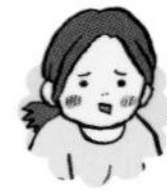

陰液不足の原因を知り足りない陰液を補う

陰液が不足する原因は栄養不足、脾や胃の異常による津液の非生産、そして「熱」による津液の消耗です。

辛かったり熱かったりする飲食物や、体を温める効果のあるものの過剰な摂取、体を温めたり、血行をよくする薬の使用、慢性的な病気、ストレスによる気滞、乱れた性生活、老化なども体が熱を持つ要因となります。

また、水分を補給することは大切ですが、水分さえ摂取していれば、陰液を補えるわけではありません。

陰液は、口にした飲食物から作られる水穀の精微をもとに生成されるので、栄養バランスの整った食生活が必要となります。

そのため、陰虚を改善するには

- 陰液が不足してしまった原因は何か
- 陰液を作るための栄養素は摂れているか
- 消化器官は正常にはたらいているか

などをチェックし、ひとつずつクリアしていく必要があるのです。

陰液を作る薬膳

おすすめの食材

- 豚肉　気、陰液を補う。また、腎のはたらきを助ける効果がある。
- 白きくらげ　陰液を補い、肺を潤す。コラーゲンが含まれ、肌の乾燥にもよい。
- 卵　陰液を補う。精神を安定させ、不眠にも効果がある。

そのほかの食材

やまいも、黒豆、アスパラガス、エリンギ、にんじん、ほうれんそう、モロヘイヤ、桑の実（マルベリー）、ココナッツウォーター、黒ごま、いか、牡蠣、貝柱、かに、くらげ、すっぽん、ぶり、鴨肉、チーズ、ヨーグルト、クコの実など

おすすめの食べ方

アルコールや香辛料などの刺激物を摂ると必要な体の水分を消耗する。また、夜更かしなども、悪化させる原因となる。香辛料、薬味野菜などの食材は控えよう。

●白きくらげのヨーグルトかけ

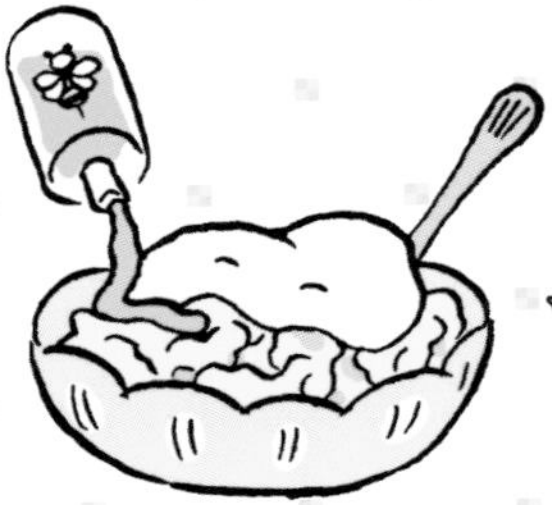

白きくらげをとろとろになるまで煮て、作ったデザート。甘味に使うはちみつには体を潤し、肌の乾燥を抑える効果がある。

気《き》滞《たい》

気の巡りが悪く、イライラや腹部が張る症状がある。

頭痛と肩こりがひどい

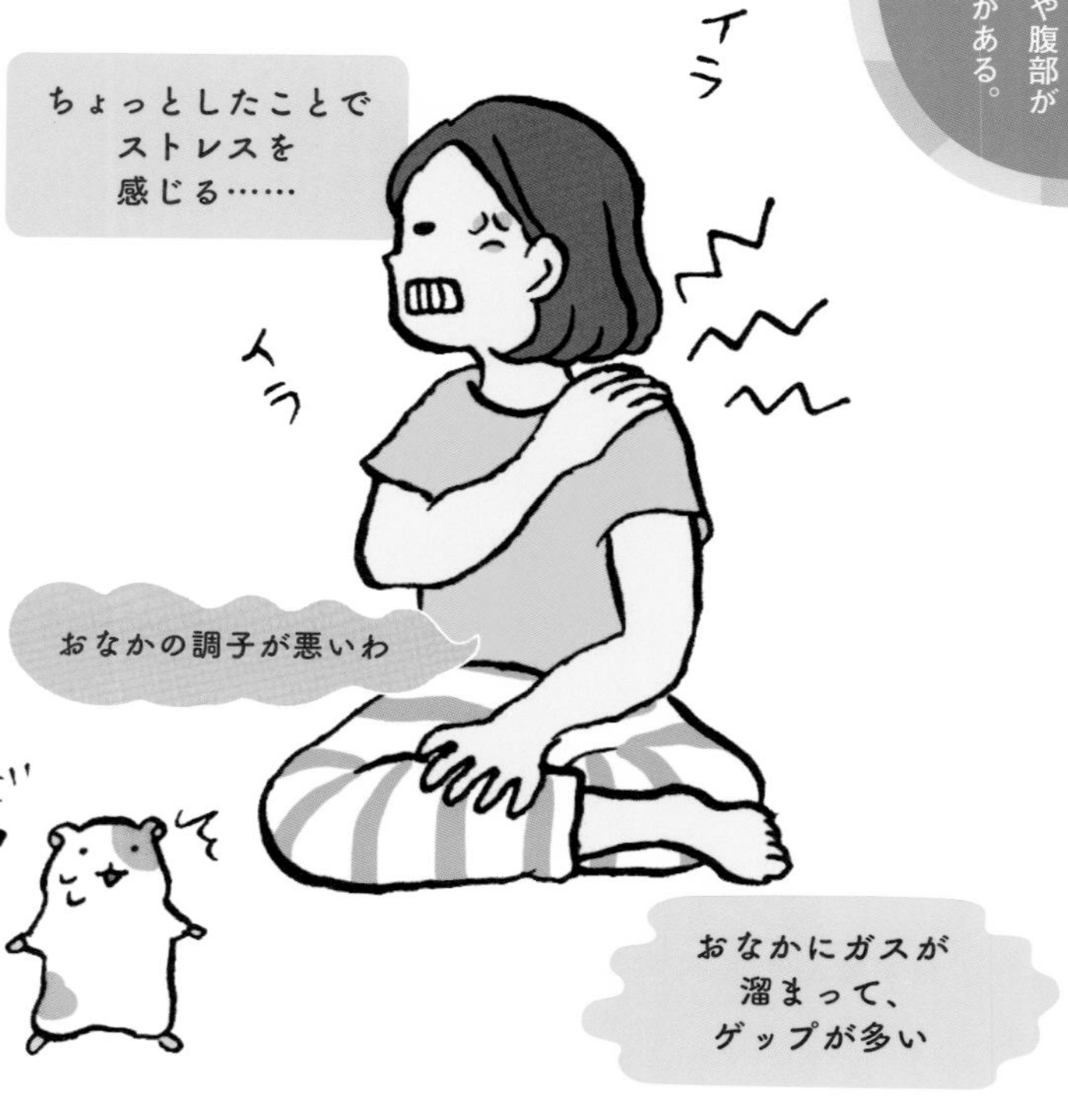
ちょっとしたことでストレスを感じる……
イラ
イラ
おなかの調子が悪いわ
ビク
おなかにガスが溜まって、ゲップが多い

原因 **気の停滞** 気の巡りの滞り。精神的ストレス。不摂生な食事。

関係する内臓 肝

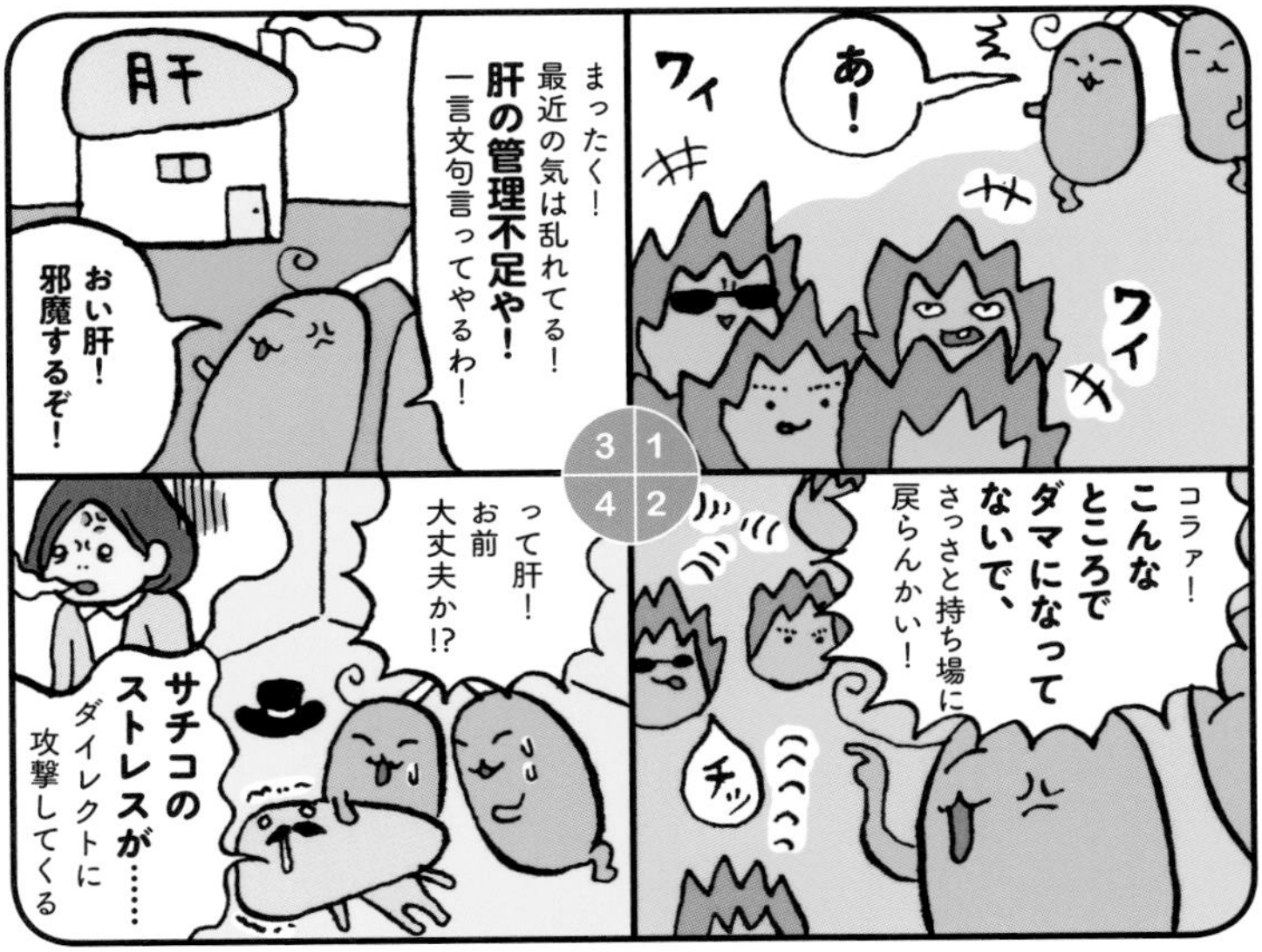
ワイ
あ!
ギャ
ワイ
ギャ
コラァ!
こんなところでダマになってないで、
さっさと持ち場に戻らんかい!
チッ
まったく!
最近の気は乱れてる!
肝の管理不足や!
一言文句言ってやるわ!
おい肝!
邪魔するぞ!
って肝!
お前
大丈夫か!?
サチコのストレスが……
ダイレクトに攻撃してくる

気が溜まって憂鬱になる

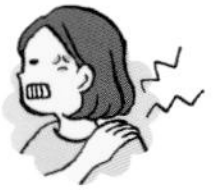

「気」の停滞は精神に影響する

「気滞」は、全身を流れる生命エネルギーである「気」がスムーズに循環することができない状態です。

気を巡らせる肝は、精神や情緒と関わりが深い臓です。肝の気が滞ると、怒りっぽくなったり、逆に気分が落ち込んだりします。また、気の流れが悪くなると、気を巡らせようとため息が多くなります。また、「肝」の不調は「脾」「胃」など多くの内臓にも影響します。

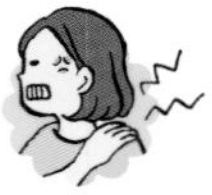

ストレスと疲労がこころをむしばむ

「気滞」の主な原因は、気の流れを司る内臓である「肝」の不調です。

「肝」は気の流れをコントロール（疏泄作用）する内臓です。感情をのびやかに保ったり、消化器官のはたらきを助けたりなどの役割を担います。

しかし、ストレスに対して弱く、精神的なダメージや疲れによって、疏泄機能が正常にはたらかなくなってしまいます。疏泄によって気が流れることで血や津液は正しく巡ることができます。そして、情緒を司る肝のはたらきが悪くなり、気の流れが滞ると情緒が不安定になり、イライラしたり、怒りの感情を抑えられなくなったりします。

また、生命エネルギーの供給が滞るため、さまざまな内臓の活動にも悪影響を及ぼします。例えば、脾と胃の気は昇降のバランスを保ちながら巡っています。しかし、肝の気を巡らせるはたらきが悪くなると、このバランスが崩れ、ゲップやおなかの張りめまいや下痢などの症状が現れます。

春の時期は、特に肝に影響が出やすくなので、注意が必要です。また、女性の場合、気の巡りが悪いことで、生理痛や乳房の張りなどの症状が出ることがあります。

[関連する症状]

肝

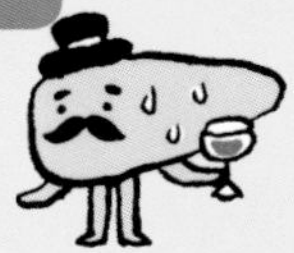

肝気鬱結《かんきうっけつ》

ストレスなどにより、肝の疏泄作用（気の巡りをコントロールする作用）が悪くなる。イライラ、怒りやすくなる、胸や脇が張る痛み、梅核気などの症状がある。

気逆《きぎゃく》

気逆とは、気の循環の失調として、気滞と並列される症状です。本来ならば下方に向かって巡るはずの気が逆流し、上方に突き上がってしまう状態のことで、「気の上衝《じょうしょう》」とも呼ばれます。また、下方から気が昇ることを「上逆《じょうぎゃく》」といい、肝、肺、胃で起きやすい症状です。

肝《かん》気《き》上《じょう》逆《ぎゃく》	肝の気が上逆した状態。頭痛、めまい、目が赤くなる、怒りやすくなるなどの症状がある。
肺《はい》気《き》上《じょう》逆《ぎゃく》	肺の気が上逆した状態。咳、喘息などの症状がある。
胃《い》気《き》上《じょう》逆《ぎゃく》	胃の気が上逆した状態。吐き気、嘔吐、しゃっくり、ゲップなどの症状がある。

※ここで紹介している症状は一部のものです。

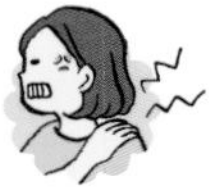

休息をしっかりとり 柑橘類の効果で気を巡らす

気を巡らせるには、こころを落ち着かせてストレスから肝を守ってあげることが重要です。香りのよいアロマやお茶でリラックスしたり、軽い運動やストレッチで気分を晴らしたりしましょう。定期的に深呼吸をして、気の巡りをよくすることも大切です。

食べ物では、肝に作用してはたらきを助ける酸味の食べ物のほか、柑橘類がおすすめです。柑橘類には「理気《りき》作用」という、滞った気の巡りを正しく整えるはたらきがあります。みかんやグレープフルーツなど香りがよいものが多く、アロマなどに取り入れるほか、皮や搾り汁をお茶に入れたり、料理に使用したりするとよいでしょう。

また、強い怒りの感情から精神的な負荷がかかっているときには、辛味の食べ物や刺激物を食べて気を発散させて、気持ちをスッキリするのがよい場合もあります。しかし、陰液の消耗につながるので、注意が必要です。陰虚ぎみの場合には陰液を補う性質の食材を摂るようにしましょう。

肝の滋養には、とにかく疲労やストレスなどを溜めないことが大切です。しっかりと休息をとって、自分にあったストレス解消法を見つけましょう。

気を巡らす薬膳

おすすめの食材

- **かじきまぐろ** 気を巡らす効果があり、胸や脇の張ったような痛みや生理不順によい。
- **ジャスミン** 気や血を巡らし、イライラや鬱傾向、不眠のほか生理痛を抑える。
- **ピーマン** 気の巡りをよくし、イライラや緊張を和らげる。食欲回復にも効果がある。

そのほかの食材

そば、たまねぎ、しそ、みつば、みょうが、グレープフルーツ、シークワーサー、ゆず、みかん、ライチ、さけ、キンモクセイ（桂花）、赤・白ワイン、フェンネル、ターメリック、ナツメグ、八角、陳皮（みかんの皮）など

おすすめの食べ方

イライラや頭痛がある人は、にんにく、香辛料などの食材は控えよう。体を冷やす効果のある食材を使うとよい。

● かじきまぐろのムニエル

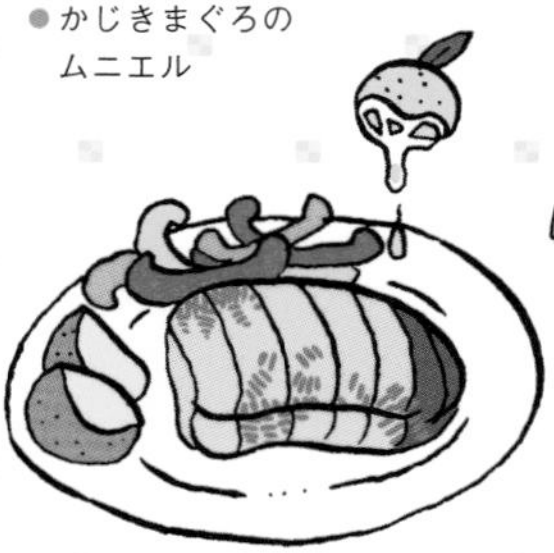

気を巡らせる効果のあるかじきまぐろに、清涼感のあるゆずやすだちを搾って食べるのがおすすめ。添えに気の巡りをよくするパプリカや、気を補うじゃがいもなどを選ぶとよい。

血《けつ》瘀《お》

血の巡りが悪いと、アザができやすく、手足が冷える。

いつの間にかアザができてる……

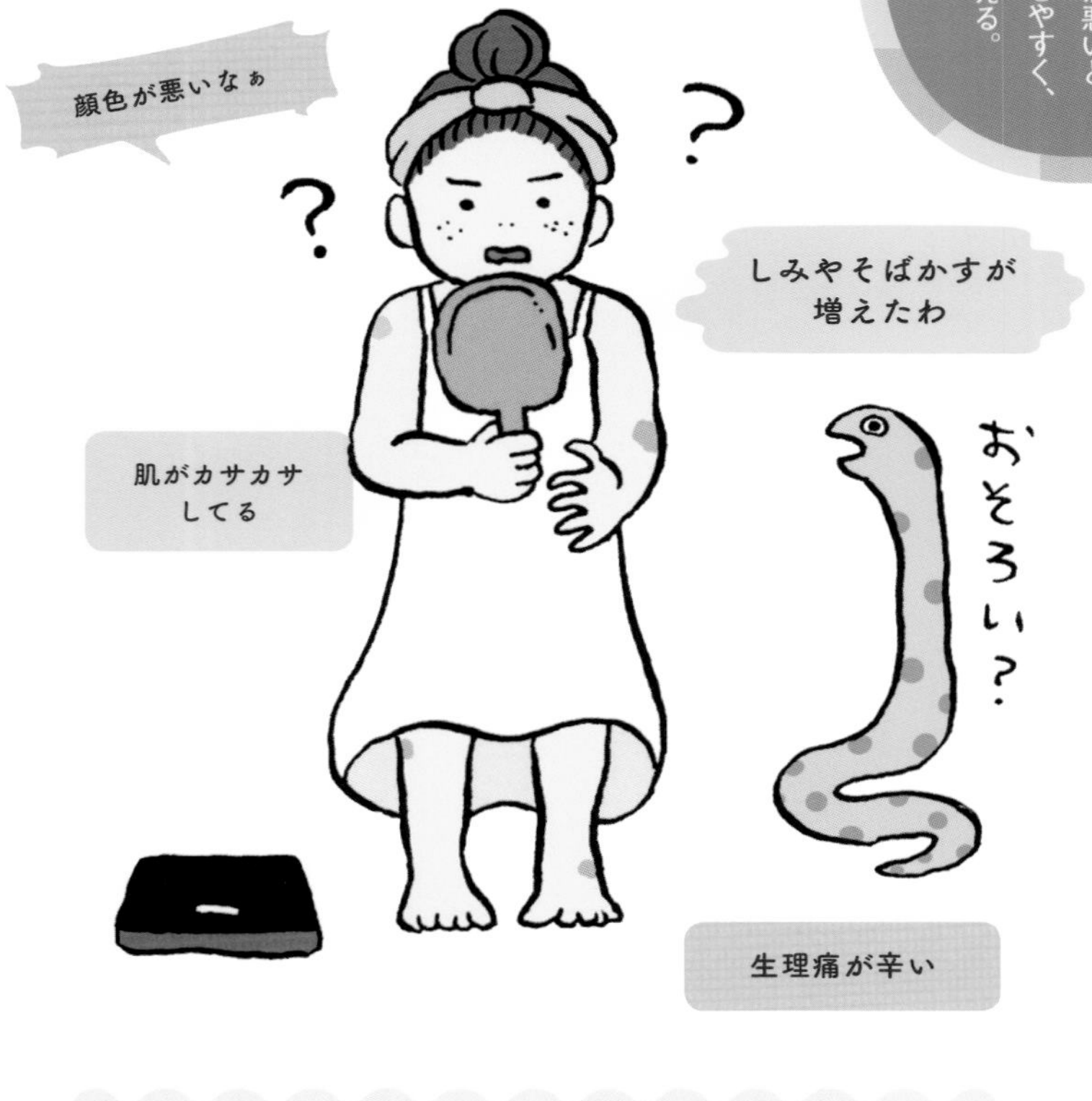
顔色が悪いなぁ
しみやそばかすが増えたわ
肌がカサカサしてる
おそろい？
生理痛が辛い

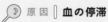

原因　血の停滞　血の巡りの滞り。外傷。気虚、気滞、血虚、血寒、血熱の影響。

関係する内臓　肝　心

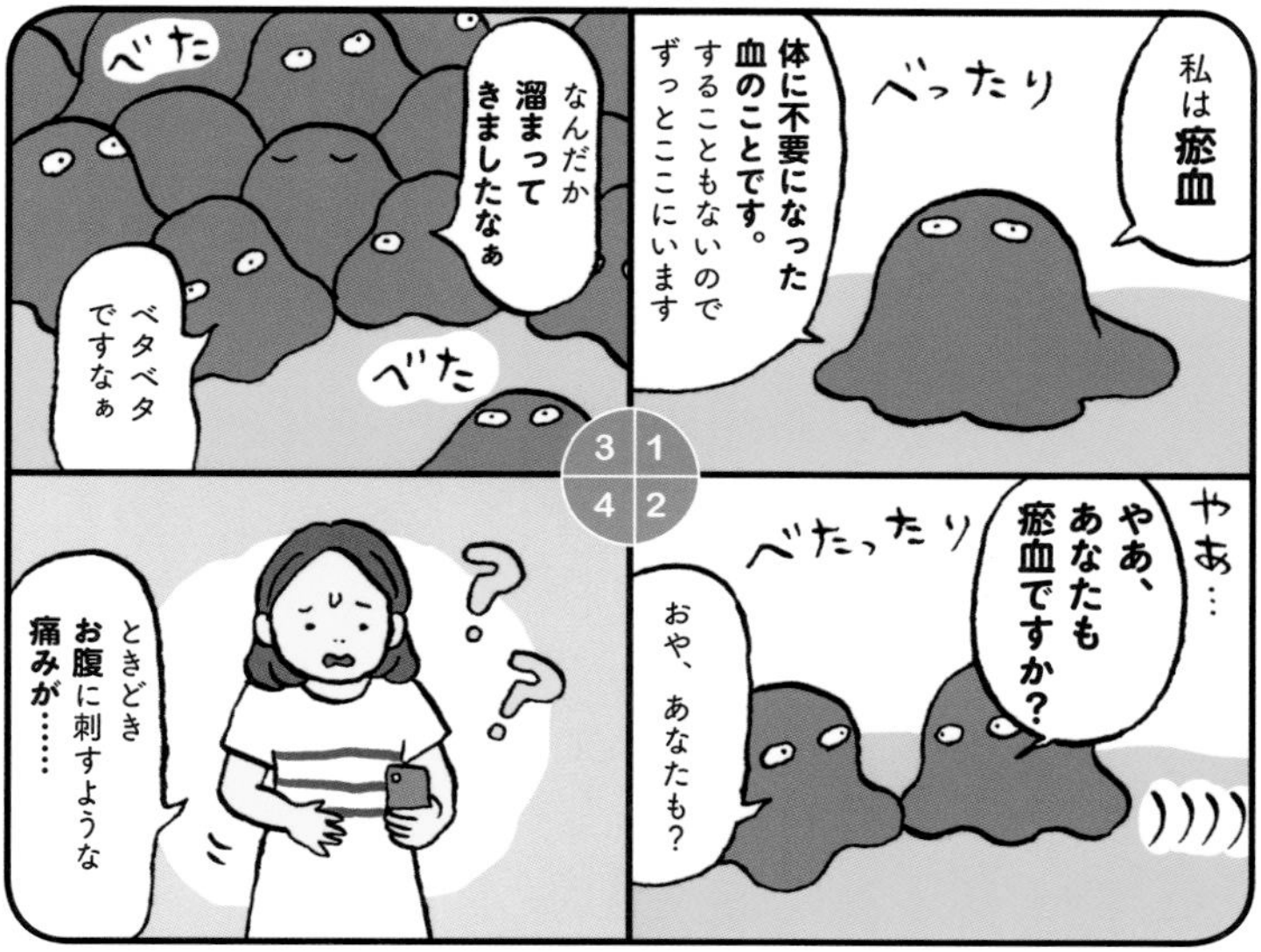
私は瘀血
べったり
体に不要になった血のことです。することもないのでずっとここにいます
やあ…
やあ、あなたも瘀血ですか？
べたったり
おや、あなたも？
べた
なんだか溜まってきましたなぁ
べた
ベタベタですなぁ
ときどきお腹に刺すような痛みが……

血の流れが悪くなり滞る

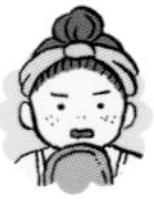

「血」が詰まり栄養が巡らない

「血瘀《けつお》」は、全身を流れる「血」がスムーズに循環することができない状態です。血行不良により、顔は肌の色がくすみ、カサカサになり、頭痛、針で刺すような痛みなどが生じます。女性の場合、生理痛が起こることもあります。

また、血瘀によって臓腑などに停滞し、排出されないでいる不要な血のことを「瘀血《おけつ》」といいます。これが溜まっている部位には痛みがあるとされています。

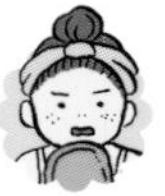

血の巡りが悪いと瘀血ができ血流を阻害する

血の流れの停滞は、まず臓腑そのものの不調よりも気、血の巡りで考えます。

血虚（P110）や外傷による大量出血で体内の血が少なくなれば、当然全身に血を巡らすことは困難になります。また、体内の熱が血にこもってしまう血熱は、血を滞留させやすくします。

また、気の巡りも重要です。血管内の血は気の力によって移動しています。そのため、気虚（P100）や気滞（P122）などで気の巡りが悪くなると、血の流れも一緒に停滞してしまうのです。そのほか、体の冷えも、血の巡りが悪くなる要因です。

血の流れが悪くなり、停滞している血を「瘀血」と呼びます。瘀血が生じ、血の停滞が長引くと血管内を詰まらせることがあります。そして、血の流れがさらに阻害される悪循環に陥ってしまうのです。

こうした気と血の循環の停滞に関わりがある臓腑が、心と肝です。

心は血を作り、全身に送り出します。この力が弱まれば、血が体の隅々まで行き渡らなくなってしまいます。また、肝の気を巡らせる疏泄のはたらきや、血を貯め、血流量を調整する機能が低下すれば、血の巡りが悪くなるのです。

[関連する症状]

気

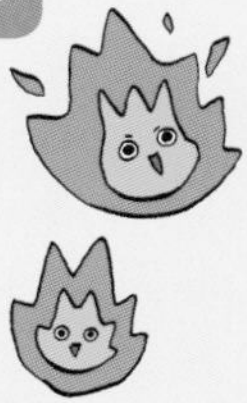

気虚《ききょ》

気の不足によって血を巡らせる機能が低下して血瘀となる。

気滞《きたい》

気を巡らせることができず、血が留まりやすくなる。

血

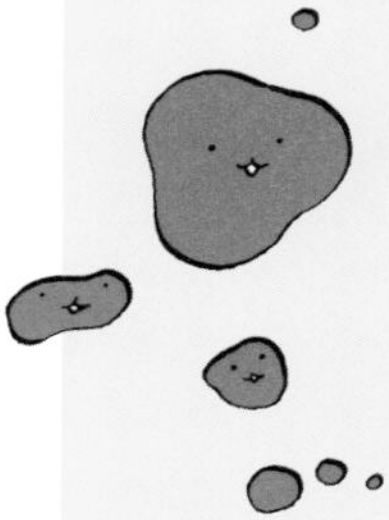

血虚《けっきょ》

血の不足によって血液量が少なくなり、血瘀となる。

血寒《けつかん》

冷えによってそこに血が留まってしまい、血が巡らない。

血熱《けつねつ》

熱により血が凝集し、血の流れが悪く、滞留しやすくなる。

外傷《がいしょう》

外傷ができたことで、血管から血が漏れ出して、その場に留まることで起こる。

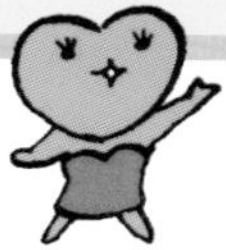

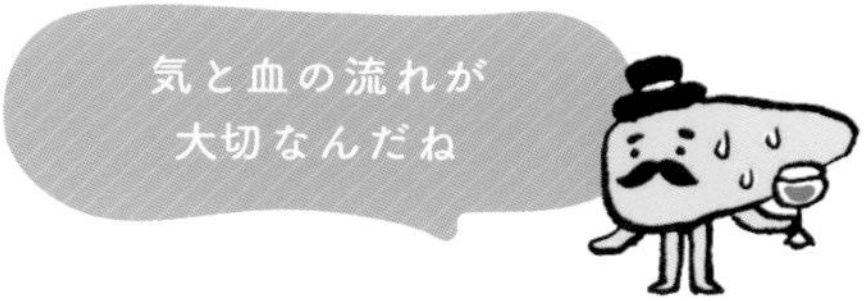

※ここで紹介している症状は一部のものです。

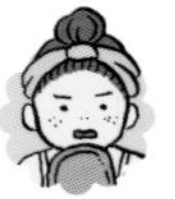

「気」を巡らせて「血」を流す

血瘀の改善には、血と気のトラブルを解決することが大切です。これらに関連する臓腑を気にかけ、正常に機能できるように整えてあげましょう。

特に血に関連する臓腑である肝（P26）と心（P34）を調整することが大切です。

また、瘀血を取り除くために、日常的に血行をよくするように心がけましょう。例えば、血行不良の原因のひとつである冷えを取るために、適度な運動を習慣づけたり、冷たい飲食物を控え、下半身を冷やさないようにしたりすることも大切です。シャワーではなく、お風呂に入るのも効果的です。

そのほか、長時間、同じ体勢でいると血流が悪くなります。デスクワークの合間にはストレッチや休憩をはさみ、体を定期的にほぐすようにしましょう。腹式呼吸は横隔膜が大きく上下し、内臓が動くことで腹部の血流がよくなります。血流がよくなることで、内臓のはたらきも活性化します。

気虚、気滞が原因の血行不良の場合には、気を補い、気の巡りを改善するようにします。食事では、血をドロドロにする原因となる甘い菓子類や動物性脂肪のものは控えるようにしましょう。

血を巡らす薬膳

おすすめの食材

- **たまねぎ** 気と血の巡りをよくする。また胃の不快感を解消するはたらきがある。
- **いわし** 気と血の不足を補い、体に血を巡らす。精神不安や物忘れを緩和する。
- **サフラン** 血を巡らせ、解毒をする。肌のシミやくすみを抑える効果がある。

そのほかの食材

黒豆、納豆、チンゲンサイ、にら、菜の花、ローズマリー、クランベリー、なす、パセリ、栗、ブルーベリー、プルーン、桃、カカオ、うなぎ、さけ、さば、ししゃも、さんま、黒砂糖、紅花、焼酎、酢、さんざし、キンモクセイ（桂花）など

おすすめの食べ方

冷えが原因で血の巡りが悪い場合は、冷たい飲食物を避け、常温もしくは温かくすること。肉の脂身やバターなどの油っこいもの、甘いものは控えよう。

●焼きいわしの南蛮漬け

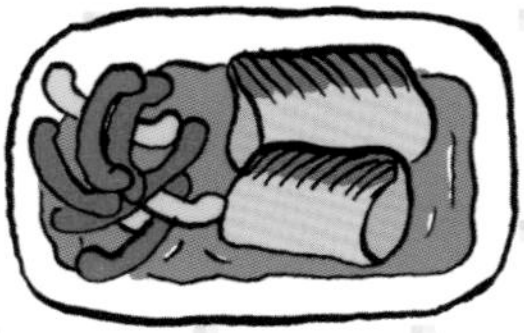

油で揚げず、片栗粉をつけて焼いたいわしを熱いうちに野菜と一緒に漬け込む。気が血を動かしてくれるため、気を巡らせる食材であるパプリカも一緒に南蛮漬けに入れると効果的。

水《すい》滞《たい》

津液の巡りが悪くなると、水分代謝が低下する。

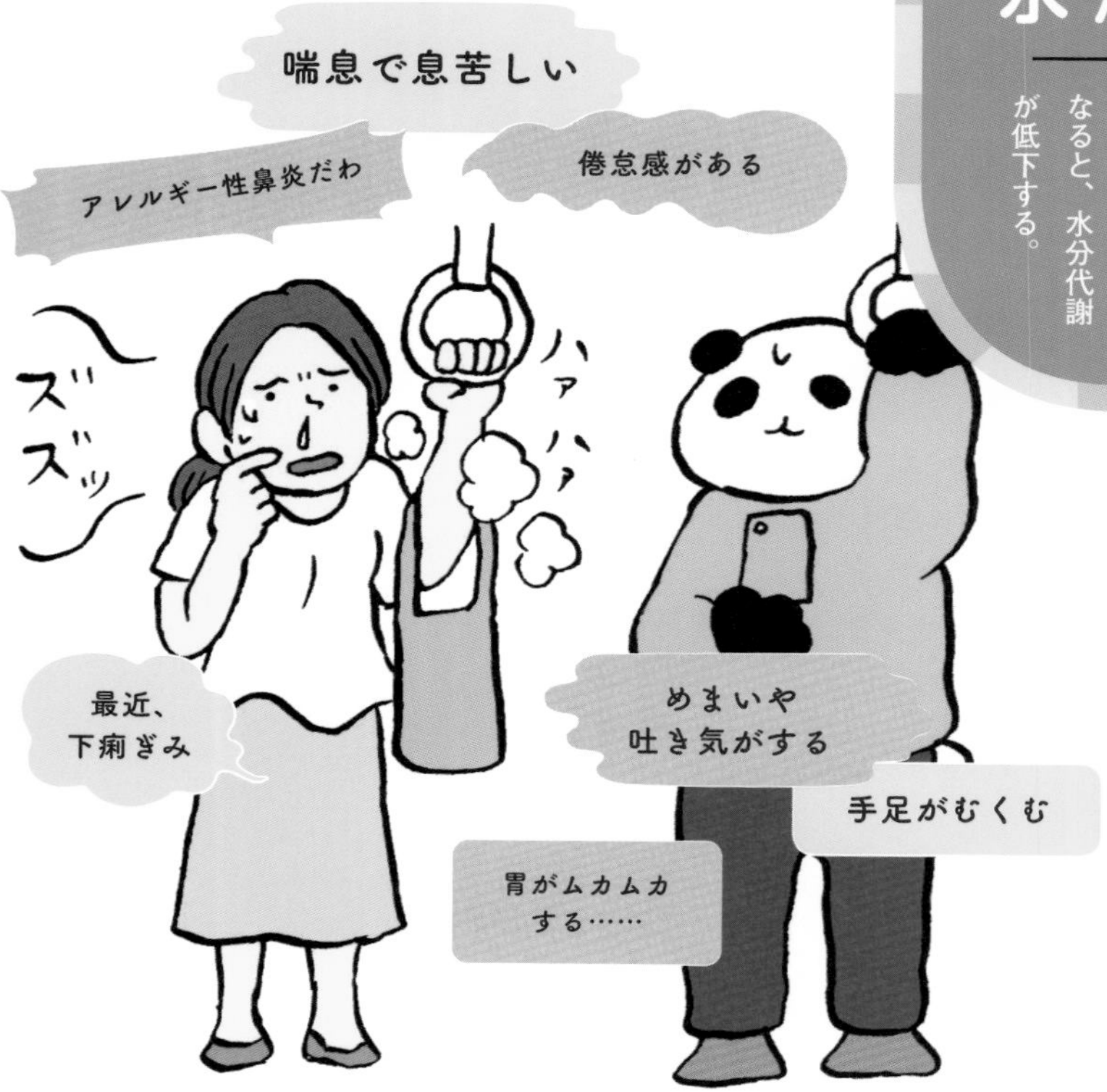
喘息で息苦しい
アレルギー性鼻炎だわ
倦怠感がある
ズズッ
ハァハァ
最近、下痢ぎみ
めまいや吐き気がする
手足がむくむ
胃がムカムカする……

原因 | **津液の停滞**

津液の巡りの滞り。
脾、肺、腎の不調。

関係する内臓

肝 肺 脾 腎 胆 胃 大腸 膀胱

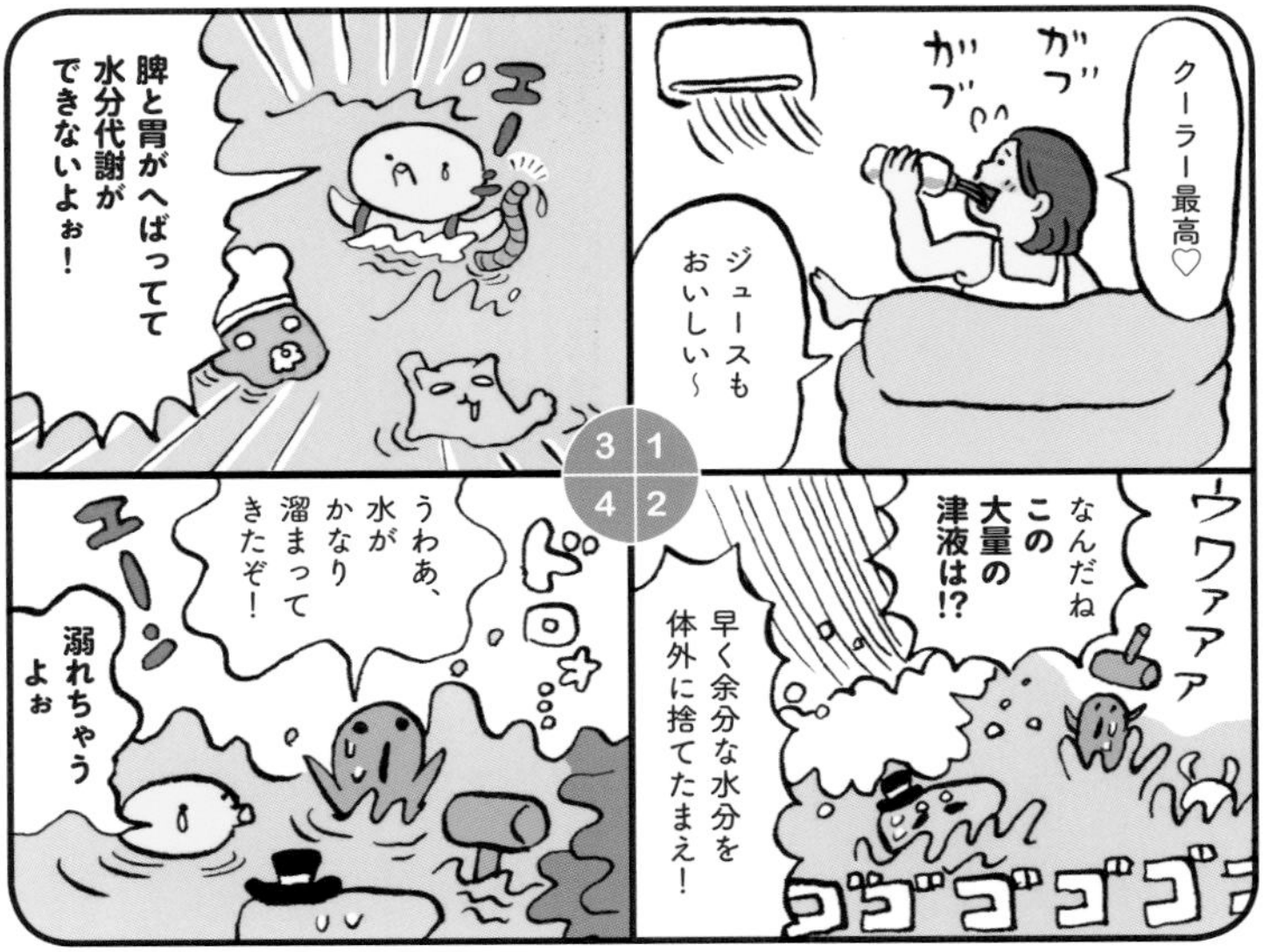

津液巡りが悪く体がむくむ

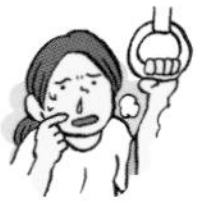

「津液」が停滞して排出できない

「水滞」は、全身を流れる「津液」がスムーズに循環することができない状態です。

通常、体内に不要な水分は汗や尿によって体外に排出されます。しかし、内臓のはたらきが悪くなると排出機能がダウンし、体に余分な水分が溜まってしまうのです。

水分代謝に関わる脾、肺、腎のはたらきが低下することで、むくみ、吹き出物、軟便や下痢などの症状が出ます。

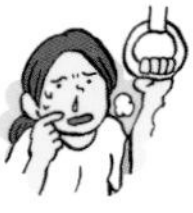

「津液」がよどんで「湿」になる

日本人は水滞になりやすい体質の人が多いといわれています。摂取した水分は肺や脾、腎が正常にはたらくことによって代謝し、排出されます。しかし、日本は脾と胃が弱い体質の人が多いうえ、湿度が高い環境のため水分代謝がしにくく、内臓に負荷がかかりやすいのです。

この状態が長く続くと、体内に「湿《しつ》」が溜まります。湿とは、中医学で体内の余分な水分を指す言葉です。体内の悪いものや老廃物を含んでいるためネバネバ、ベトベトしており、気のはたらきを阻害して、内臓の活動や物質の巡りを悪くしてしまいます。そのため、症状が治りにくく、再発しやすくなるのです。

暴飲暴食をすると、脾と胃の処理能力をオーバーし、湿が溜まりやすくなります。湿が凝縮すると「痰《たん》」と呼ばれる物質に変わります。この「痰」はのどに絡まる痰ではなく、臓腑や血管内に停滞し、不調を引き起こすものとされています。

痰が溜まると胸が苦しい、不眠、イライラ、憂鬱、不安、幻覚などの症状が現れます。また、冷えによって発汗作用がはたらかなくなったり、肺や脾、腎の機能が低下したりすることで、尿量の減少、嘔吐、下痢、頻尿、顔のむくみなどの症状が出ます。

[関連する症状]

肝

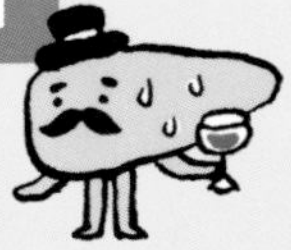

胆

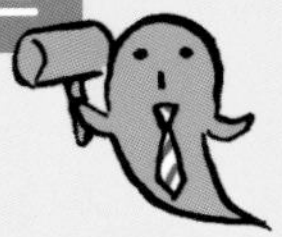

肝胆湿熱《かんたんしつねつ》

体内に痰が発生し、肝の疏泄機能が低下して脾のはたらきが鈍ったことで湿と熱が溜まり、膀胱に影響して機能低下した状態。吐き気や嘔吐、食欲低下、下痢や便秘症状のほか、尿の色が濃く量が少ない。女性の場合は色と匂いのついたオリモノがある。

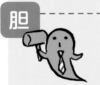

脾

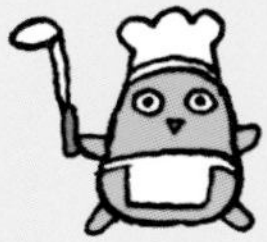

寒湿困脾《かんしつこんひ》

冷たい物の過食や、雨に濡れることで冷を帯びた湿が脾と胃に停滞し、こびりついた状態。食欲不振や体がだるい、口の粘り、腹痛、軟便や下痢、むくみなどの症状が現れる。

胃

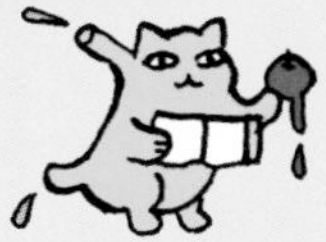

脾胃湿熱《ひいしつねつ》

熱を帯びた湿が脾と胃に停滞し、こびりついた状態。揚げ物や甘いもの、アルコールの過剰摂取などにより起こる。口の苦み、匂いの強い下痢や色の濃い尿、全身のむくみ、肌のかゆみなどの症状が現れる。

膀胱

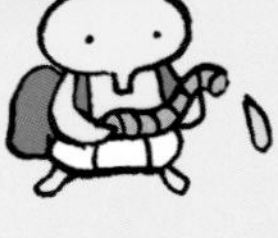

膀胱湿熱《ぼうこうしつねつ》

膀胱に熱を帯びた湿が侵入している状態。濃い色の尿、頻尿、急な尿意、排尿痛、血尿、残尿感、発熱などが起こる。

※ここで紹介している症状は一部のものです。

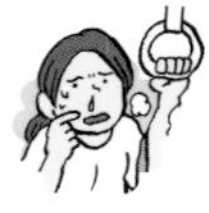

梅雨の時期には湿が溜まる

水滞は、梅雨の湿度、揚げ物や甘いもの、アルコールの過剰摂取などさまざまな原因があります。これらの原因を解消し、肺、脾、腎のはたらきを正常に整えることが大切です。

消化機能を低下させる冷たい飲み物は避け、温かいものや常温のものを選びましょう。アルコールは「湿」を作るため、控えめにするのをすすめます。

暑い夏の季節は水分不足になってしまう人と、反対に過剰に水分を摂ってしまう人がいます。冷房の効いた部屋ではあまり汗をかかないため、注意が必要です。胃がぽちゃぽちゃするときは、水分代謝ができていない証拠です。水分の排出のためには、日常的に運動や入浴をし、よく汗をかくことも大切です。辛味の食べ物には発汗を促し、老廃物を排出する効果があります。胃腸を刺激するため摂りすぎに注意して取り入れましょう。また、利水作用のある食材もあわせて取ることをおすすめします。

梅雨の時期や蒸し暑い夏の時期などは湿度が高いため、体に影響が出やすくなります。また、夏は冷たい食べ物や飲み物を多く摂取するため、脾に負担がかかり、水分代謝が悪くなります。適度な水分代謝と水分排出が健康のカギです。体調にうまく合わせて調節しましょう。

津液を巡らす薬膳

おすすめの食材

- **はとむぎ** 余分な水分を排出し、消化器官を助ける。むくみや水いぼ、肌荒れにもよい。
- **とうがん** 余分な熱や水分を排出し、解毒する。暑気あたりやむくみ、二日酔いにもよい。
- **こんぶ** 余分な熱や水分を排出する。肥満や高血圧を抑える効果もある。

そのほかの食材

とうもろこし（特にひげ）、えんどう豆、白菜、なす、もやし、レタス、すいか、ぶどう、小豆、黒豆、緑豆、アスパラガス、きゅうり、あさり、鴨肉、わかめ、もずく

おすすめの食べ方

水分を摂りすぎるとうまく水分代謝ができず、むくみとなる。代謝を妨げる油っこいもの、甘いもの、アルコールは控えよう。

● 白菜と切りこんぶの煮物

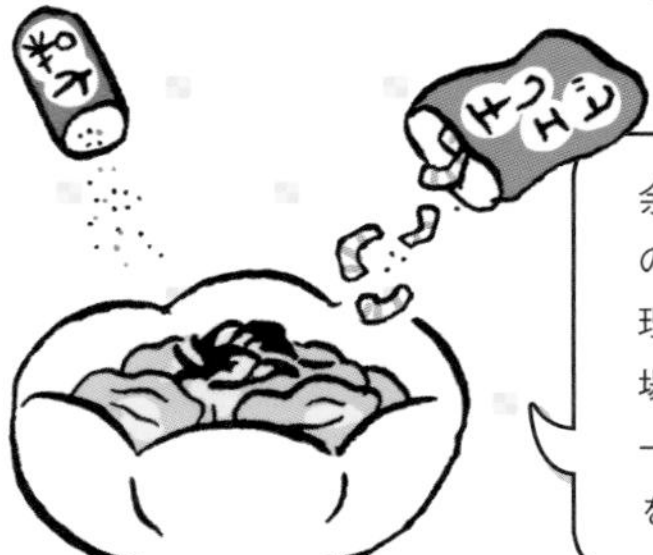

余分な水分を取り除く利水作用のある白菜やこんぶを使った料理。体が冷えて水分が巡らない場合は、干しえびを加えたり、一味や七味を使ったりして、体を温めるのも効果的。

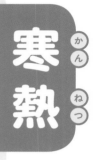

寒《かん》熱《ねつ》の偏りを整える

陰陽と寒熱のバランスが大切

Ｐ108でも軽く触れましたが、中医学では人間の体は陰陽のバランスがとれている状態が健康としています。体の寒熱もこの陰陽のうちの一部です。

熱が強すぎたり、寒が強すぎたりして均衡が崩れると、気、血、津液の巡りが乱れ、臓腑へのダメージが「証」として現れます。

複数の要素によって寒熱が決まる

「寒」は体が冷えている状態、「熱」は体に余分な熱が溜まっている状態です。

寒熱の偏りは、気、血、津液の不足や停滞が大きく影響しているほか、外邪の侵入によっても起こります。

Ｐ55で紹介したように外邪には風邪、暑邪、湿邪、燥邪、寒邪、火邪（熱邪）の6種類があります。これらの邪気も陰と陽に分けることができ、陰陽のバランスに影響します。

また、外邪にはそれぞれ影響が出やすい季節があります。こうした自然環境の影響や体質などの複数の要素が重なることで、体の寒熱が決まるのです。

例えば、暑邪は夏の時期に体に影響するため、熱の方向にバランスが偏ります。

もともと津液が少ない状態であれば、夏に汗をかいてしまうことで、体の寒熱のバランスがより熱に偏り、脱水や、熱っぽい症状、もしくは発熱というような症状が出ることがあります。

[外邪と季節の関係]

陽	風邪	暑邪	火邪	※燥邪
	春	夏	年中	秋
陰	湿邪	寒邪		
	長夏（梅雨）	冬		

※『黄帝内経』（中国最古の医学書）には明記されていませんが、性質から燥邪は陽に分類されるとされています。

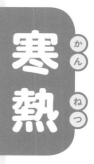

寒《かん》熱《ねつ》どちらかをチェックする

寒熱のタイプで症状と改善方法が異なる

寒熱にはそれぞれふたつのタイプがあります。「寒」はクーラーなどで体が直接冷えてしまった「冷えタイプ」と、気が不足して体を温められなくなった「陽虚タイプ」。「熱」は体が熱を持つ「暑がりタイプ」と、陰液不足で体を冷やせない「陰虚タイプ」があり、それぞれ症状や改善方法が違います。

自分の体の状態を総合的に確認する

中医学では、自分の不調の原因が寒熱のどちらの偏りによるのかを確認することが大切です。次のチェック表で、体の部位ごとに寒熱をチェックしてみましょう。

体の一部が熱の状態でも、すべての部位が熱だとは限りません。チェックの多いほうが、今の自分の体が総合的に偏っている状態です。

[寒熱チェック表]

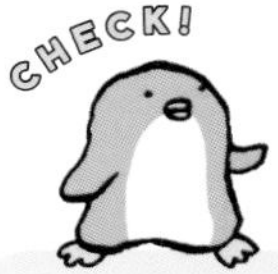

	寒	熱
手足	冷える	ほてる
顔色	白い	赤い
口やのど	渇かない	渇く
排便	下痢	便秘
尿量／色	多い／薄い	少ない／濃い
合計	個	個

チェックが多かったほうがあてはまるタイプ！

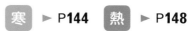

寒 ► P144　熱 ► P148

寒

寒が熱を上回る状態。体が冷え、物質の巡りが停滞。

[冷えタイプ]

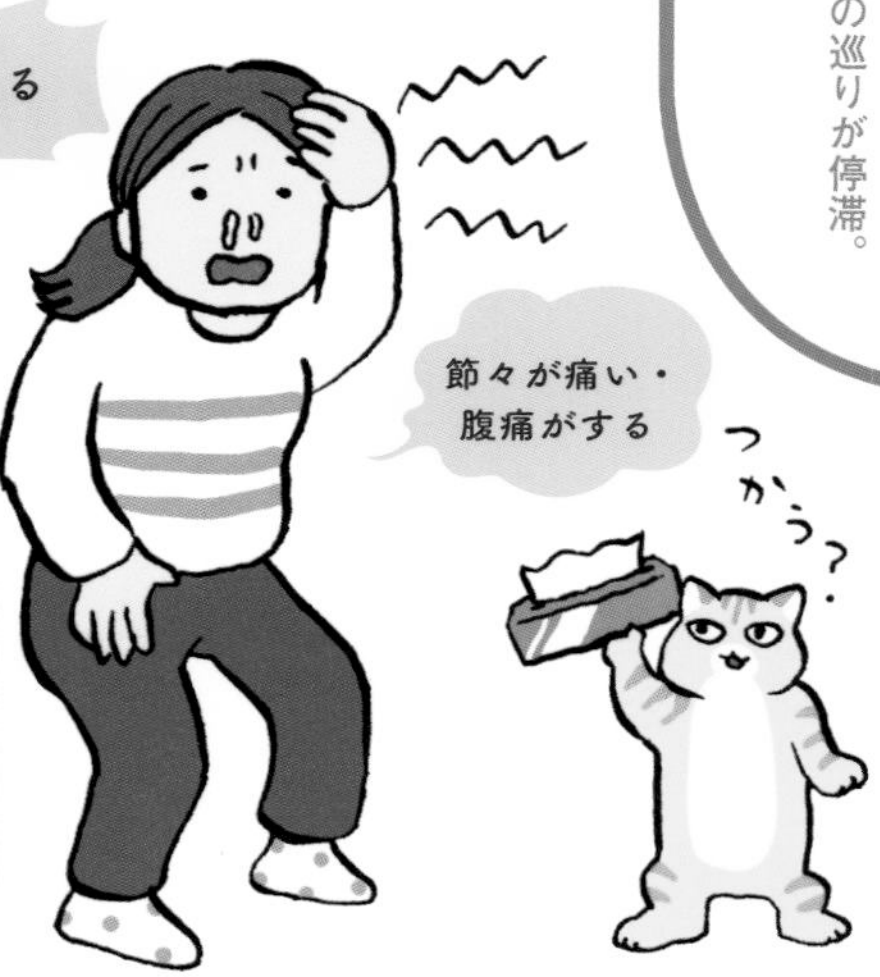
悪寒がする・頭痛がする
咳が出る・鼻水が止まらない
節々が痛い・腹痛がする
つかう？

原因

- 冬の寒い空気
- クーラー
- 冷たい飲食物

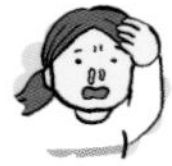

「寒」が巡りを妨げる

冷気にさらされて体が冷える

「寒」には寒気によって体が直接冷えてしまった「冷えタイプ」と、気が不足して体を温めることができなくなってしまった「陽虚タイプ」に分けられます。

「冷えタイプ」は冬の寒い外気や、夏のクーラーの冷気などによって、体が冷えてしまった状態です。

悪寒や体の節々の痛み、咳、鼻水などかぜのような症状が現れます。

［陽虚タイプ］

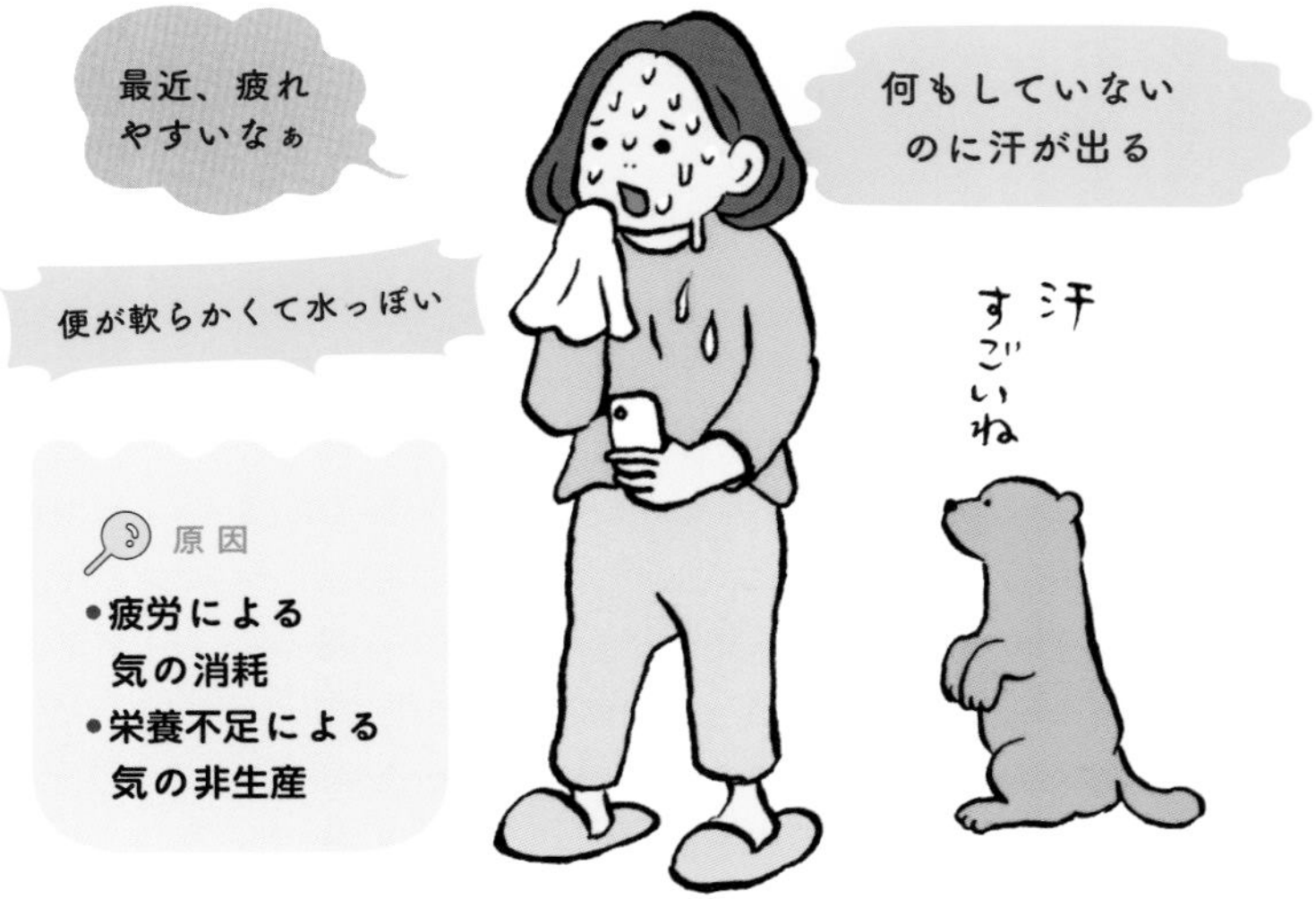
最近、疲れやすいなぁ
何もしていないのに汗が出る
便が軟らかくて水っぽい
汗すごいね

原因
- 疲労による気の消耗
- 栄養不足による気の非生産

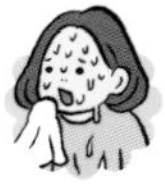

気が不足して体を温められない

もうひとつの「陽虚タイプ」は、体を巡る気の量が足りず、気の体を温める機能がはたらかなくなってしまった状態です。詳しくは「陽虚」（P106）を参照してください。体力が衰え疲れやすくなったり、軟便や下痢が出たりするのが特徴です。肺の汗を引き締める作用に支障が起き、異常な汗が出ることもあります。

陽虚タイプを改善するには、冷えタイプのようにただ体を温めるだけでは不十分です。気の消費を抑え、体を温める「陽」を補う食材を取り入れることが必要です。

寒を散らして陽を補う

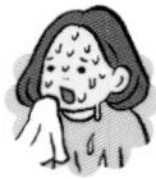

どちらのタイプも、過ごしている環境や食事が体を冷やすことになっていないかのチェックをして、まずは原因となるものを少なくしていきます。

例えば、夏はクーラーが効いているところで足首を出して過ごしていないか、生ものや冷たい物、サラダに使われる野菜、海藻類や果物など体を冷やすものばかり食べていないかなどです。その上で、「冷えタイプ」は寒を散らす食材（P147）を、「陽虚タイプ」は「陽」を補う食材（P109）を多めに取り入れます。

寒と関連する証

- 陽虚……P106
- 気滞……P122
- 血瘀……P128
- 水滞……P134

寒と関連する臓腑

- 肝……P26
- 心……P34
- 脾……P42
- 腎……P58

※ここで紹介している証は一部のものです。

寒を温める薬膳

おすすめの食材

- **エシャロット**　消化器官のはたらきを助け気を補う。冷えを解消して血の巡りをよくする。
- **にら**　体を温め、血を巡らす。腎のはたらきを助けるほか、解毒作用もある。
- **ねぎ**　冷えを解消し、消化器官のはたらきを助ける。ぞくぞくが強いかぜのひきはじめにもよい。

寒を散らす食材

エシャロット、しそ、にら、しょうが、よもぎ、焼酎、胡椒、とうがらし、八角など

おすすめの食べ方

●野菜のスパイシースープ

体が冷えているので体が温まるスープのような調理法がおすすめ。体を冷やすもの、生もの、甘いものは控えめに。

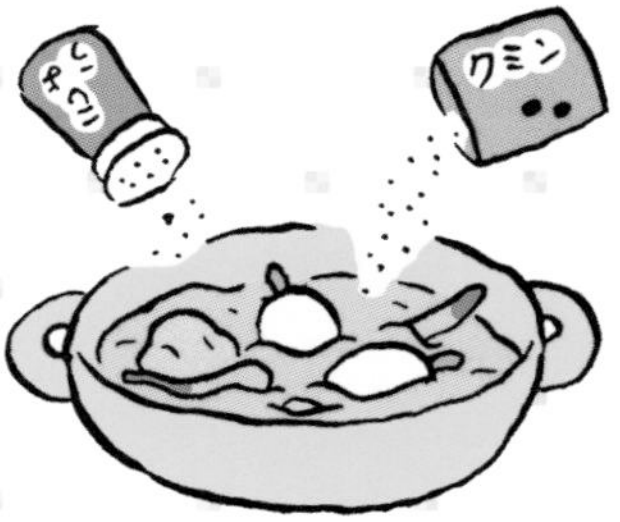

胡椒、クミン、クローブなど好みのスパイスを使った、野菜たっぷりのスープ。具材には血の巡りを促進させるエシャロットや、温熱作用があるかぶ、気を補充するじゃがいもなどがおすすめ。

熱

熱が寒を上回る状態。熱量過剰になり、水分が不足。

[暑がりタイプ]

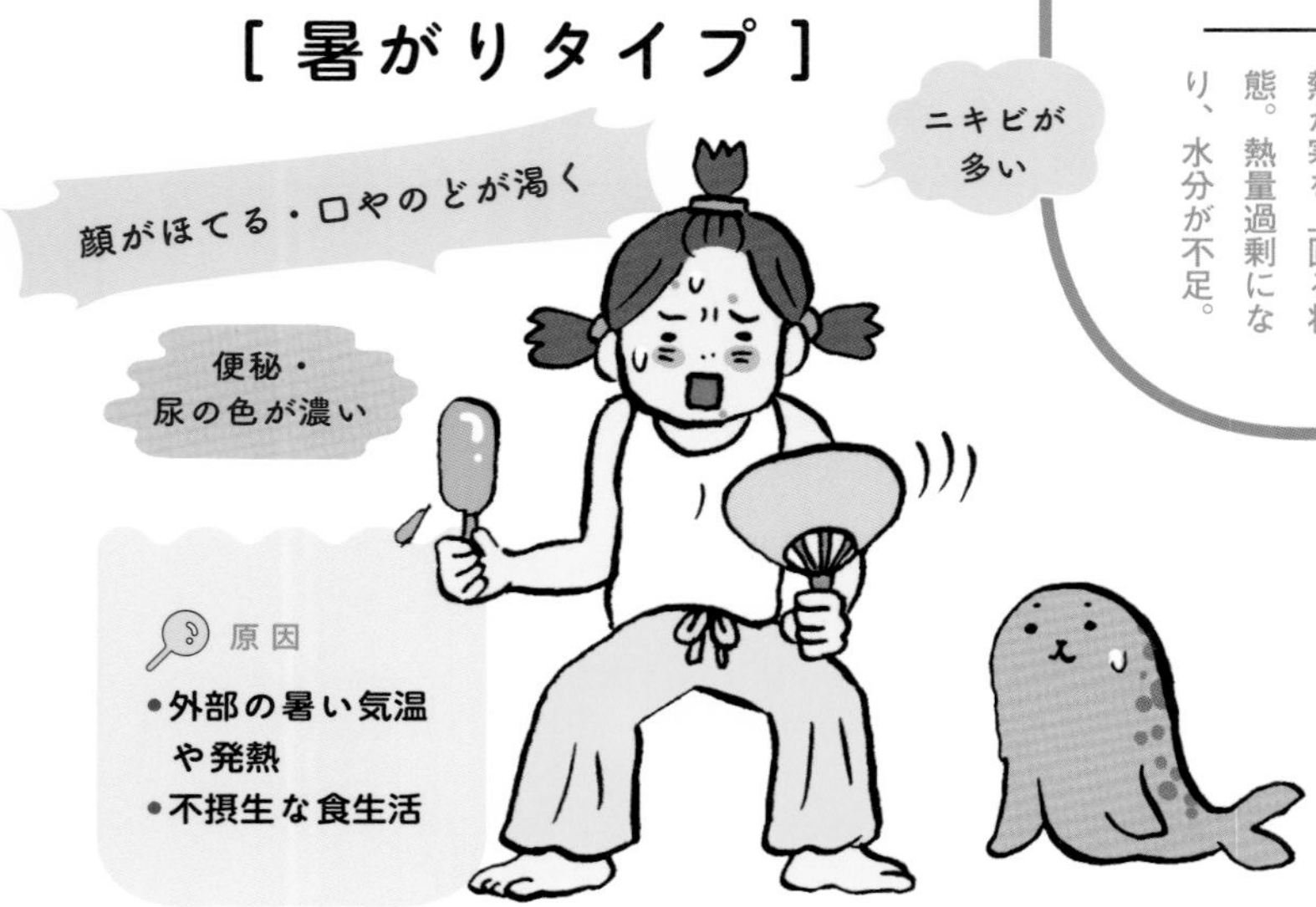
ニキビが多い
顔がほてる・口やのどが渇く
便秘・尿の色が濃い

原因
- 外部の暑い気温や発熱
- 不摂生な食生活

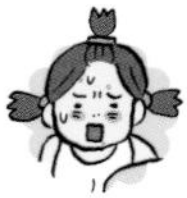

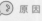

「熱」が水分を失わせる

熱がこもって体がほてる

「熱」には体内に過剰な熱が満ちる「暑がりタイプ」と、陰液が不足して体を冷やせなくなった「陰虚タイプ」があります。

「暑がりタイプ」は、夏の暑さや、アルコール、香辛料などの大量摂取によって体内に熱が滞り、こもってしまった状態です。

体力があり元気な人に多く、顔が赤くなり充血するほか、口やのどの渇き、便秘などの症状があります。

［陰虚タイプ］

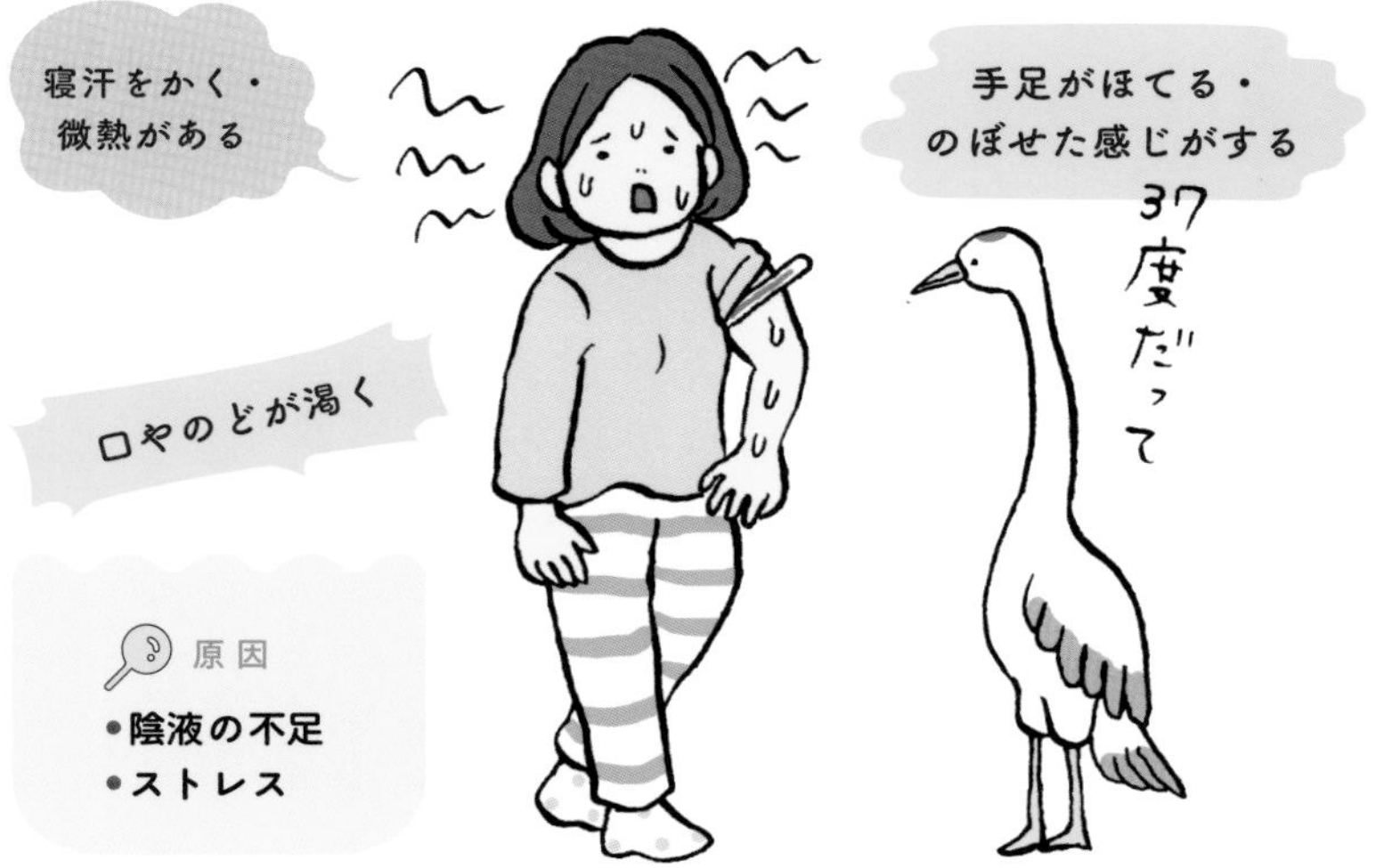
寝汗をかく・
微熱がある
手足がほてる・
のぼせた感じがする
37度だって
口やのどが渇く

原因

- 陰液の不足
- ストレス

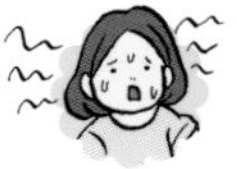

陰液が乾いて体がヒートする

「陰虚タイプ」は、体の中の陰液（血と津液と精）が足りなくなったことで臓腑に潤いを与えられず、体の熱を抑えられなくなった状態です。詳しくは「陰虚」（Ｐ１１６）を参照してください。手足のほてりやのぼせ、微熱のほか、寝汗などが特徴です。

「暑がりタイプ」の場合は、熱くなった体を冷やすことが効果的ですが、「陰虚タイプ」の場合は、体に足りない陰液を補充することが大切です。

熱を取って陰液を補う

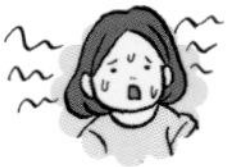

「暑がりタイプ」と「陰虚タイプ」は、それぞれ対処法が異なるため、しっかりと見極めることが大切です。「暑がりタイプ」は体の余分な熱を取り除く食材（P151）を、「陰虚タイプ」は陰液を補う食材（P121）を摂取するようにしましょう。

「陰虚タイプ」は体を潤すことで寒熱のバランスを整えます。しかし、このときに「暑がりタイプ」のように体の余分な熱を取り除くと、本来必要な体を温める機能まで低下させてしまうことがあるのです。

熱と関連する証

- 陰虚 …… P116
- 気滞 …… P122
- 血瘀 …… P128
- 水滞 …… P134

熱と関連する臓腑

- 肝 …… P26
- 心 …… P34
- 脾 …… P42
- 肺 …… P50
- 腎 …… P58

※ここで紹介している証は一部のものです。

熱を取り除く薬膳

おすすめの食材

- **緑豆**　余分な熱を取り除く。暑気あたりやむくみ、二日酔いに効果がある。
- **豆腐**　気を補いながら、体の余分な熱を取り除く。
- **緑茶**　津液を補い、のどの渇きを止める。体の余分な熱を取り除き、精神を安定させる。利用作用もある。

熱を取り除く食材

はとむぎ、こんにゃく、あずき、アスパラガス、きゅうり、ごぼう、セロリ、たけのこ、チンゲンサイ、もやし、レタス、柿、キウイフルーツ、スイカ、バナナ、なし、メロン、あさり、かに、のり、こんぶ、ひじき、もずく、わかめ、ローズヒップ

おすすめの食べ方

余分な熱を取る食材で体の寒熱を調整する。しかし、食べすぎると体が冷えすぎるので注意が必要。油っこいもの、甘いもの、香辛料、アルコールは控えよう。

● トウミョウと豆腐のサラダ

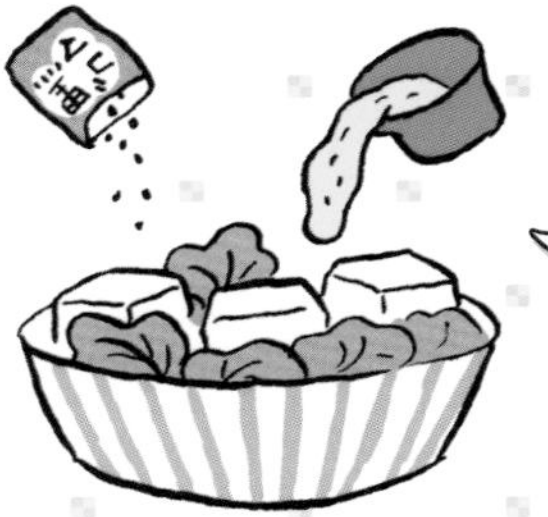

味つけはピリ辛にしないように、ノンオイルドレッシングを使ってあっさりと仕上げる。余分な熱があるときは体に必要な水分が不足しがちなので、やまいもや黒ごまをプラスして陰液を補おう。

五性で寒熱を整える

中医学では、食材には体を温めたり冷やしたりする作用があると考えられており、「寒性」「涼性」「平性」「温性」「熱性」の５つに分類されています。体を温めたいときには温熱性の食材を、冷やしたいときには寒涼性の食材を選びましょう。

温める

五性	作用	食材例
熱性	体を温める効果のある食材。気、血の巡りをよくし、新陳代謝を促進させるため、体が活性化する。	ウイスキー、焼酎、胡椒、とうがらし、シナモンなど
温性		かぶ、かぼちゃ、ねぎ、くるみ、えび、いわし、さけ、さば、まぐろ、鶏肉、羊肉など
平性	温熱性でも寒涼性でもない食材。全体の約70％の食べ物が平性とされている。寒熱のバランスをとる。	米、いも類、大豆、えのきだけ、エリンギ、オクラ、にんじん、白菜、ブロッコリー、カリフラワー、きくらげなど
涼性	体の余分な熱を取り除き、冷やす効果のある食材。体内の炎症を抑えるほか、解毒作用などもある。	だいこん、ほうれんそう、アスパラガス、ごぼう、しめじ、セロリ、レタス、いちご、なしなど
寒性		あさり、こんぶ、のり、ひじき、きゅうり、トマト、なす、バナナ、キウイフルーツ、たこなど

冷やす

さくいん　あ→か

さくいん さ→た→な→は→や→ら

五臓六腑の活動時間

**五臓六腑には、それぞれ活発に活動する時間帯があります。
その時間帯を把握し、五臓六腑がしっかりと
はたらけるように生活リズムを整えましょう。**

肝	1:00 ～ 3:00	古い血を淘汰し、新しい血を生成する時間帯。この時間帯に睡眠をとらないと、血不足の原因となる。
心	11:00 ～ 13:00	陽から陰に切り替わる時間帯。15 ～ 30分休憩すると精神を安定させる。
脾	9:00 ～ 11:00	食べたものを消化し、気、血、津液を生成する時間帯。全身に栄養素を巡らせる。
肺	3:00 ～ 5:00	気、血を各臓腑に分配する時間帯。この時間帯にしっかりと睡眠をとることで気、血が全身に行き渡る。
腎	17:00 ～ 19:00	臓腑の精を蓄える時間帯。生命活動を行うためのエネルギーが腎に集まる。

※ [心包]：19:00 ～ 21：00

胆	23:00 ～ 1:00	陰陽が切り替わる時間帯。しっかり睡眠をとることで胆が休まり、各臓腑を養うことができる。
小腸	13:00 ～ 15:00	胃の消化物を再消化し、栄養素を吸収・分別する時間帯。昼にきちんと食事をすると小腸がしっかりとはたらける。
胃	7:00 ～ 9:00	胃が活発にはたらく時間帯。栄養バランスの整った朝食をしっかりとることが大切。
大腸	5:00 ～ 7:00	排毒作用が高まる時間帯。大腸の不要な毒素を排泄することで、腸内を健康に保つ。
膀胱	15:00 ～ 17:00	膀胱の排毒の時間帯。しっかりと水分補給をし、毒素を排出することが大切。また、栄養素が脳に届く時間帯で集中力が増す。
三焦	21:00 ～ 23:00	寝る準備をする時間帯。入浴やマッサージなどで血行をよくし、冷えを取ることで、よい睡眠がとれる。

無理せず長期的に治す

最後までお読みいただきありがとうございました。

本書で紹介しているのは、長く深い歴史を持つ中医学の一部でしかありません。

それでも、少しでも五臓六腑のことがわかり、自分の体のいたわり方を知っていただけたのではないでしょうか。

食養は日頃の積み重ねが大切ではありますが、忙しい現代社会では、毎日しっかり計算して食べるのはなかなか難しいことです。

無理をして疲労やストレスを溜めるよりも、

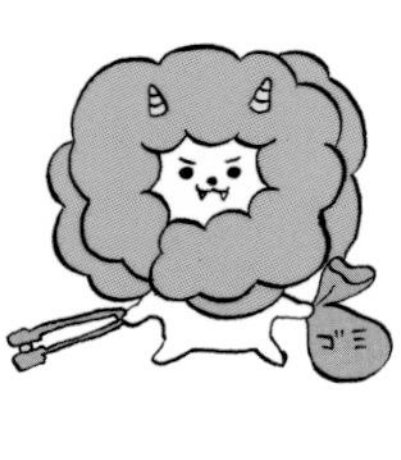

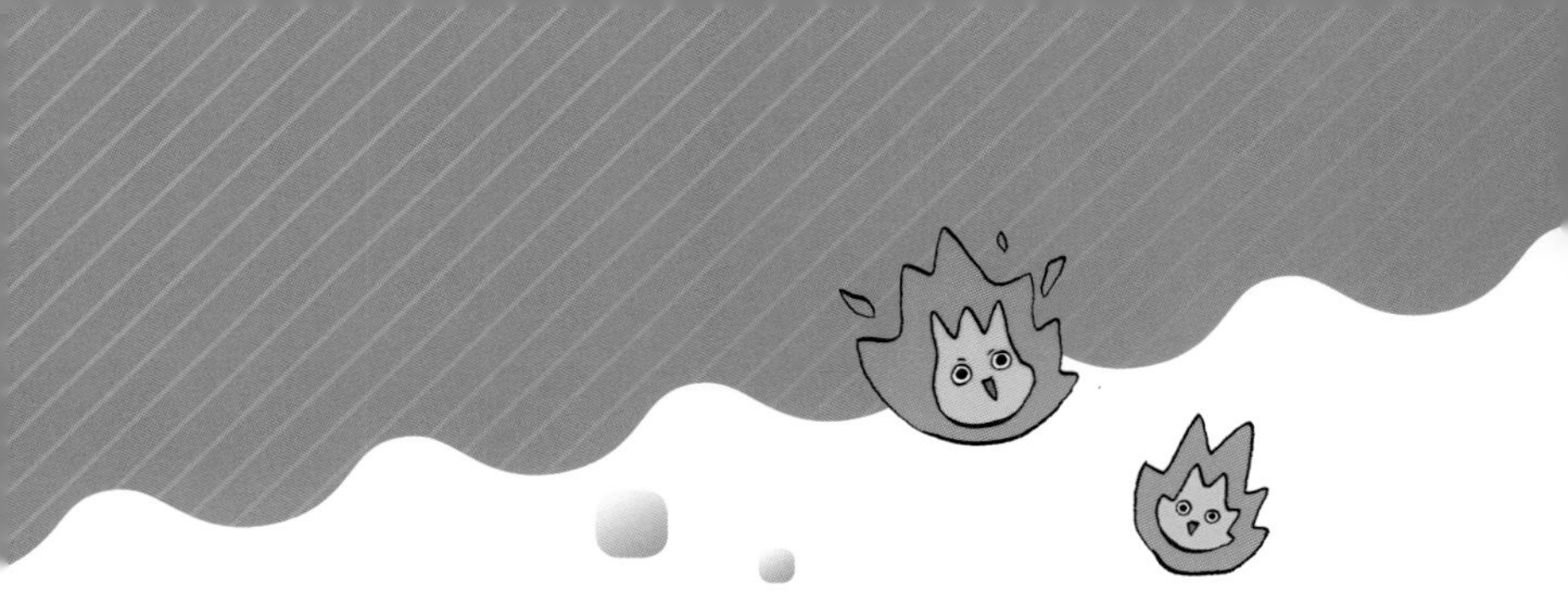

余裕があるときや、具合が悪いときに、少し意識して食材を選ぶようにしてみましょう。

毎日続けることができなかったり、すぐに結果が出なかったりしても心配することはありません。

ケアを試みてしばらくした頃に、再度不調チェックを確認してみてください。不調の項目が少なくなっていれば、体が改善されている証拠です。

自分の五臓六腑と相談しながら、無理をせず体のバランスを整えていきましょう。

参考文献

『鍼灸学［基礎編］』日中共同編集（東洋学術出版社）

『中医学ってなんだろう①人間のしくみ』小金井信宏著（東洋学術出版社）

『全訳 注意基礎理論』戴毅監修（たにぐち書店）

『図解 東洋医学 基本としくみ』仙頭正四郎監修（西東社）

『わかりやすい臨床中医臓腑学』王財源著（医歯薬出版株式会社）

『オトナ女子の薬膳的セルフケア大全』水田小緒里著（株式会社ソーテック社）

監修　**水田 小緒里**（みずた さおり）

（一社）紡ぐしあわせ薬膳協会代表理事。BonheuRepas代表。管理栄養士、国際中医師。「核なるものを見極めろ！」という理念のもと、「食」を通して人生の変容をサポートし、薬膳の講演実績は550回を超える。メーテレ（名古屋テレビ）、ラジオ出演などメディアからの注目度も高い。

制作

企画・編集　川島彩生（スタジオポルト）
デザイン　中村理恵（スタジオダンク）
イラスト　伊藤ハムスター

【読む常備薬】

いちばんわかりやすい五臓六腑のととのえ方

体をいたわるおいしい薬膳

2020年9月20日　初版印刷
2020年9月30日　初版発行

監　修　水田小緒里
発行者　小野寺優
発行所　株式会社河出書房新社
〒151-0051　東京都渋谷区千駄ヶ谷2-32-2
電話　03-3404-1201（営業）
03-3404-8611（編集）
http://www.kawade.co.jp/

印刷・製本　大日本印刷株式会社

Printed in Japan
ISBN978-4-309-29099-7

落丁本・乱丁本はお取り替えいたします。
本書のコピー、スキャン、デジタル化等の無断複製は著作権法上での例外を除き禁じられています。本書を代行業者等の第三者に依頼してスキャンやデジタル化することは、いかなる場合も著作権法違反となります。

本書の内容に関するお問い合わせは、お手紙かメール（jitsuyou@kawade.co.jp）にて承ります。恐縮ですが、お電話でのお問い合わせはご遠慮くださいますようお願いいたします。